Gesundheit 4.0

Die neue (R)evolution

Enrico Guardelli

Copyright © 2024 Enrico Guardelli

Alle Rechte vorbehalten

Bestimmte Teile des Buches dürfen ohne ausdrückliche schriftliche Genehmigung des Herausgebers nicht reproduziert, in einem Datenabfrage System gespeichert oder in irgendeiner Form oder mit irgendwelchen Mitteln (elektronisch, mechanisch, durch Fotokopieren, Aufzeichnen oder auf andere Weise) übertragen werden.

Cover-Konzept von: MedTechBiz

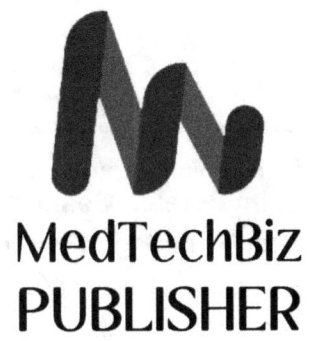

Digitale Transformation und Gesundheit 4.0 – Die neue (R)evolution

Inhaltsverzeichnis

Inhaltsverzeichnis..3
Einführung..5
Die digitale Revolution im Bereich Gesundheit 4.0........................8
Digital Health: Konzepte, Grundlagen und Herausforderungen..20
Die Patienten Reise...31
Digitale Gesundheitstechnologien.......................................50
   Telemedizin...53
   Medizinische Geräte und Internet der Dinge (IoT).......................57
   Elektronische Gesundheitsakten (EHR)......................................60
   Gesundheits-Apps..63
   Wearables und Smart Devices...66
Ausbildung, Bildung und Organisationskultur...........................70
Digital Health in unterschiedlichen Kontexten...........................76
   Erfolgsgeschichten und Fallstudien.......................................84
   Künstliche Intelligenz in der Medizin.......................................88
   BIG Data..103
   Blockchain...108
   Roboterchirurgie..114
Gesetze zum Schutz von Gesundheitsdaten...........................122
   RGPD..131
   HIPAA...135
   LGPD..141
   PIPEDA...144

Datenschutzgesetz.. 147
Herausforderungen des RGPD...149
Sicherheitsmaßnahmen und Cyber Sicherheitsrisiken............... 156
Startups und Medtech in der Medizin... 167
Daten Interoperabilität im Gesundheitswesen........................... 176
Kommandozentrale... 186
Open Health.. 197
Digitale Reife in Gesundheitseinrichtungen............................... 221
Abschluss... 225
Glossar der Fachbegriffe.. 228
Bibliografische Referenzen.. 230
   Bücher und wissenschaftliche Artikel.. 230
   Zeitschriften- und Zeitungsartikel...237
   Offizielle Berichte und Dokumente.. 238
   Online-Ressourcen und Websites.. 239
   Konferenzen und Symposien..242
   Gesetzgebung und Regulierung...243

Digitale Transformation und Gesundheit 4.0 – Die neue (R)evolution

Einführung

In der dynamischen und zunehmend vernetzten Gesundheitslandschaft spielt die Technologie bei der Transformation und Weiterentwicklung des Gesundheitswesens eine entscheidende Rolle.

Von der Einführung elektronischer Krankenakten bis hin zur Entwicklung von Apps zur Gesundheitsüberwachung hat die digitale Gesundheit die Art und Weise revolutioniert, wie Patienten versorgt werden und wie medizinisches Fachpersonal diese Versorgung leistet.

In diesem Buch erkunden wir die Komplexität und die Versprechen der digitalen Gesundheit und betreten eine Welt, in der technologische Innovation und Medizin verschmelzen, um eine aufregende Zukunft voller Möglichkeiten zu schaffen.

Im weiteren Verlauf dieses Jahrhunderts erleben wir eine Explosion des technischen Fortschritts, der unsere Sicht auf Gesundheit und Wohlbefinden prägt.

Digitale Transformation und Gesundheit 4.0 – Die neue (R)evolution

Von tragbaren Geräten, die die Vitalfunktionen von Patienten überwachen, bis hin zu Algorithmen der künstlichen Intelligenz, die bei der Frühdiagnose von Krankheiten helfen, verändert die Technologie die medizinische Praxis radikal.

Gleichzeitig steht der globale Gesundheit Kontext vor beispiellosen Herausforderungen, wie einer alternden Bevölkerung, der Zunahme chronischer Krankheiten und der globalen Pandemie.

Wir erforschen aktuelle und zukünftige Trends im Bereich der digitalen Gesundheit und untersuchen, wie Technologie eingesetzt wird, um die Qualität der Versorgung zu verbessern, den Zugang zu medizinischen Dienstleistungen zu verbessern und Patienten in die Lage zu versetzen, ihre Gesundheit selbst zu verwalten.

Wir berücksichtigen jedoch die ethischen, rechtlichen und sicherheitsbezogenen Herausforderungen, die diese digitale Revolution begleiten, und stellen sicher, dass die Vorteile der

Technologie auf verantwortungsvolle und integrative Weise genutzt werden.

Wenn wir uns in das spannende Feld der digitalen Gesundheit wagen, müssen wir nicht nur die Chancen berücksichtigen, die es bietet, sondern auch die Verantwortung, die es mit sich bringt.

Dieses Buch bietet eine umfassende Erkundung der Gegenwart und Zukunft der digitalen Gesundheit und richtet sich an Angehörige der Gesundheitsberufe, Forscher, politische Entscheidungsträger und alle, die verstehen möchten, wie Technologie die Zukunft des Gesundheitswesens gestaltet.

Gemeinsam erkunden wir die Grenzen der Innovation und Wege in eine gesündere, vernetzte Zukunft.

Die digitale Revolution im Bereich Gesundheit 4.0

„Health 4.0" stellt die nächste Phase in der Entwicklung des Gesundheitssektors dar. Angetrieben durch die Integration fortschrittlicher digitaler Technologien soll die Gesundheitsversorgung durch die Förderung der Daten Interoperabilität, der Personalisierung der Behandlung und eines patientenzentrierten Ansatzes radikal umgestaltet werden.

Wie der Digital-Health-Experte Nosta (2018) erklärt: „Bei Health 4.0 geht es um die Konvergenz neuer Technologien wie künstliche Intelligenz, Genomik, IoT und Datenanalyse, um die Art und Weise zu revolutionieren, wie wir unsere Gesundheit und unser Wohlbefinden verwalten."

Im Zeitalter der digitalen Revolution im Gesundheitswesen ist der Wandel tiefgreifend und kontinuierlich, begleitet von einer rasanten Entwicklung der Informations- und Kommunikationstechnologien.

Dieser Wandel verändert die Art und Weise der Gesundheitsversorgung und verbessert die Effizienz, Qualität und Zugänglichkeit der Dienste.

Die Integration digitaler Technologien in das Gesundheitswesen hat das Potenzial, „Patienten zu stärken, klinische Ergebnisse zu verbessern und Kosten zu senken" – Topol (2012).

Die Digitalisierung von Gesundheitsdaten, Telemedizin und Geräten zur Fernüberwachung sind nur einige der Innovationen, die die moderne Gesundheitslandschaft prägen.

Einer der bemerkenswertesten Aspekte dieser Revolution ist die Einführung elektronischer Gesundheitsakten (EHR), die Patienteninformationen zentralisieren und digitalisieren und so den Zugriff und die Koordination zwischen verschiedenen Gesundheitsdienstleistern erleichtern.

Laut Buntin et al. (2011) kann die Einführung einer elektronischen Patientenakte „die Qualität und Sicherheit der

Patientenversorgung erheblich verbessern", indem sie die Zahl medizinischer Fehler verringert und sicherstellt, dass medizinisches Fachpersonal Zugriff auf die aktuellsten und genauesten Informationen hat.

Die Telemedizin hat auch in der digitalen Revolution des Gesundheitswesens eine entscheidende Rolle gespielt, insbesondere während der COVID-19-Pandemie, als die Notwendigkeit der sozialen Distanzierung ihre Einführung beschleunigte.

Studien zeigen, dass Telemedizin nicht nur den Zugang zur Versorgung verbessert, sondern auch für Patienten und medizinisches Fachpersonal bequemer und effizienter sein kann (Keesara, Jonas & Schulman, 2020).

Darüber hinaus ermöglicht die Entwicklung tragbarer Technologien und Fernüberwachungsgeräte den Patienten, ihren Gesundheitszustand in Echtzeit besser zu überwachen.

Diese Geräte können eine Vielzahl von Parametern überwachen, beispielsweise Herzfrequenz, Blutzuckerspiegel und Schlafmuster, und liefern wertvolle Daten, die an medizinisches Fachpersonal weitergegeben werden können, um eine pro aktivere und individuelle Betreuung zu ermöglichen.

Der patientenzentrierte Ansatz ist eines der größten Versprechen der digitalen Revolution im Gesundheitswesen, da er eine größere Autonomie und Beteiligung der Patienten an ihrem eigenen Gesundheitsverlauf fördert.

Daher verändert die digitale Revolution im Gesundheitswesen grundlegend die Art und Weise, wie Pflege geleistet und empfangen wird.

Durch die fortschreitende Integration innovativer Technologien und die zunehmende Betonung von Personalisierung und Effizienz der Versorgung kann die digitale Gesundheit sowohl Patienten als auch medizinischem Fachpersonal erhebliche Vorteile bieten.

Wie Topol und Buntin (2019) betonen, ist die Digitalisierung im Gesundheitswesen nicht nur ein vorübergehender Trend, sondern eine notwendige Entwicklung, die die Zukunft der Medizin neu gestaltet.

Papierlose Lösungen beinhalten die Digitalisierung von Prozessen, den Einsatz fortschrittlicher Technologien und die Implementierung elektronischer Systeme, die physische Dokumente ersetzen.

Diese Änderung vereinfacht nicht nur das Informationsmanagement, sondern verbessert auch die Qualität der Patientenversorgung und die Datensicherheit.

Es handelt sich um eine unvermeidliche Entwicklung, die durch die Notwendigkeit vorangetrieben wird, die Betriebseffizienz zu steigern, Kosten zu senken und die Qualität der Patientenversorgung zu verbessern.

Eine der wichtigsten Lösungen in diesem Zusammenhang ist die Einführung der elektronischen

Patientenakte (PEP), die Papier Krankenakten durch digitale Versionen ersetzt, auf die medizinisches Fachpersonal in Echtzeit zugreifen kann.

Diese Änderung beschleunigt nicht nur den Zugriff auf Patienteninformationen, sondern verbessert auch die Diagnosegenauigkeit und die Koordinierung der Behandlung, was zu einer stärker integrierten und wirksameren Behandlung führt.

Wichtig ist auch, dass die elektronische Verschreibung von Medikamenten eine weitere Schlüssel Lösung beim Übergang zu einer papierlosen Umgebung darstellt.

Durch den Wegfall von Papierrezepten werden durch das elektronische Verschreiben Medikationsfehler deutlich reduziert, die Patientensicherheit erhöht und Apotheker und anderes medizinisches Fachpersonal können Rezepte einfacher nachverfolgen.

Dieser Ansatz vereinfacht auch den Prozess der Rezepterneuerung und die Kommunikation zwischen den Mitgliedern des medizinischen Teams und fördert eine effizientere Zusammenarbeit.

Die Digitalisierung von Aufnahmeformularen, Einverständniserklärungen und anderen Verwaltungsdokumenten ist ein weiterer wichtiger Schritt in diesem Prozess. Durch den Ersatz physischer Dokumente durch digitale Versionen können Gesundheitseinrichtungen den Zeit- und Ressourcenaufwand für die Verarbeitung dieser Dokumente sowie den Bedarf an physischem Speicherplatz reduzieren.

Es rationalisiert nicht nur die Verwaltungsabläufe, sondern trägt auch zu einer nachhaltigeren und effizienteren Verwaltung der Ressourcen der Institution bei.

Online-Terminplanung Plattformen erfreuen sich immer größerer Beliebtheit und ersetzen alte Papierkalender.

Sie ermöglichen Patienten und medizinischem Fachpersonal eine effizientere Planung und Verwaltung von Terminen, verkürzen Wartezeiten, minimieren Terminkonflikte und verbessern das Patienten Erlebnis.

Durch den einfachen und bequemen Zugriff haben Patienten mehr Kontrolle über ihren Terminplan, während das medizinische Fachpersonal die Nutzung der verfügbaren Zeit und Ressourcen optimieren kann.

Eine weitere papierlose Lösung ist die Einführung elektronischer Rechnungs- und Kodierungsprozesse. Diese automatisierten Systeme vereinfachen die Finanzverwaltung von Gesundheitseinrichtungen, reduzieren Fehler und beschleunigen die Erstattung erbrachter Leistungen.

Durch weniger Papierkram und manuelle Prozesse können Organisationen ihre finanzielle Effizienz verbessern und mehr Ressourcen für die direkte Patientenversorgung bereitstellen.

Daher fördert die Einführung dieser Lösungen eine höhere Betriebseffizienz. Automatisierte und digitalisierte Prozesse sind schneller, weniger fehleranfällig und erfordern weniger Personal, was zu effizienteren Abläufen und geringeren Betriebskosten führt.

Ein weiterer wichtiger Vorteil papierloser Lösungen ist die Kostensenkung. Durch den Verzicht auf Papier werden die Kosten für das Drucken, Speichern und Verwalten physischer Dokumente gesenkt.

Ressourcen, die zuvor für die Pflege physischer Aufzeichnungen aufgewendet wurden, können auf vorrangige Bereiche umverteilt werden, beispielsweise auf die Anschaffung moderner medizinischer Geräte oder die Einstellung zusätzlichen Personals.

Zusammenfassend lässt sich sagen, dass papierlose Lösungen in Gesundheitseinrichtungen eine Reihe von Vorteilen bieten, die die Betriebseffizienz steigern, Kosten senken, die

Qualität der Patientenversorgung verbessern und die Datensicherheit gewährleisten.

Diese Lösungen modernisieren nicht nur die Prozesse im Gesundheitswesen, sondern tragen auch zu einer besseren und sicheren Erfahrung für Patienten und medizinisches Fachpersonal bei.

Eine der größten Herausforderungen sind die erheblichen Anfangskosten, die mit der Implementierung elektronischer Systeme und der dazugehörigen Technologien verbunden sind. Neben den Investitionen in Software und Hardware fallen Kosten für die Schulung des Personals an, und während des Implementierungsprozesses können Betriebsunterbrechungen auftreten.

Eine weitere wichtige Herausforderung ist die Schulung der Mitarbeiter. Die Einführung neuer Technologien erfordert, dass sich die Mitarbeiter mit neuen Systemen und Prozessen vertraut machen, was viel Zeit und Ressourcen in Anspruch nehmen kann.

Eine effektive Schulung ist unerlässlich, um sicherzustellen, dass die Mitarbeiter neue Tools effizient und produktiv nutzen können, wodurch potenzielle Fehler minimiert und die Vorteile papierloser Lösungen maximiert werden.

Die Systemintegration kann komplex sein und erfordert eine sorgfältige Planung, um einen reibungslosen und nahtlosen Übergang zu gewährleisten.

Die Einführung papierloser Lösungen stellt einen transformativen Trend im Gesundheitssektor dar und bietet erhebliche Vorteile hinsichtlich Effizienz, Kosten, Pflegequalität und Nachhaltigkeit.

Trotz der Herausforderungen bei der Umsetzung machen die potenziellen Vorteile diesen Übergang zu einem wünschenswerten Ziel für Gesundheitseinrichtungen, die ihre Abläufe modernisieren und den Patientenservice verbessern möchten.

Mit strategischer Planung und Investitionen in Schulung und Sicherheit kann der Übergang zu einer papierlosen Umgebung erfolgreich durchgeführt werden und der Gesundheitssektor wichtige Fortschritte bringen.

Digital Health: Konzepte, Grundlagen und Herausforderungen

Digitale Gesundheit kann definiert werden als „das multidisziplinäre Feld internetbasierter und technologiebezogener Gesundheitsinformationen, -produkte und -dienste, das von mobiler Gesundheit (mHealth) bis zu elektronischer Gesundheit (eHealth) und anderen aufkommenden Disziplinen reicht" (Eysenbach, 2001).

Dieses Feld umfasst weitere technologische Innovationen wie elektronische Gesundheitsakten (EHR), Telemedizin, Wearables, künstliche Intelligenz und Big Data sowie andere Tools und Systeme, die eine Gesundheitsüberwachung, Diagnose, Behandlung und Verwaltung aus der Ferne und effizient ermöglichen.

Diese von Gunther Eysenbach in seinem Artikel „Was ist E-Health?" vorgeschlagene Definition unterstreicht die Breite und Interdisziplinarität der digitalen Gesundheit und betont ihre

Verbindung mit der Technologie und ihre Anwendung in verschiedenen Gesundheits Kontexten.

Laut Eysenbach (2001) ist eHealth ein weit gefasster Begriff, der „die Anwendung digitaler Technologien im Gesundheitsbereich beschreibt und ein breites Spektrum an Aktivitäten und Innovationen umfasst, die darauf abzielen, Gesundheit und Gesundheitsversorgung durch den Einsatz von Informationstechnologien und Kommunikation zu verbessern".

mHealth **oder** Mobile Health bezeichnet die Nutzung mobiler Geräte wie Smartphones und Tablets zur Unterstützung der medizinischen und öffentlichen Gesundheitspraxis. Anwendungen und Technologien dienen der Gesundheitsüberwachung, der Bereitstellung medizinischer Informationen, der Unterstützung der Selbstversorgung und der Erleichterung der Kommunikation zwischen Patienten und medizinischem Fachpersonal.

Von der Trainings- und Diätverfolgung bis hin zu Medikamenten Erinnerungen und dem Zugriff auf elektronische

Krankenakten. Diese mobilen Tools erfreuen sich aufgrund ihrer Benutzerfreundlichkeit, Zugänglichkeit und Fähigkeit, die Einbindung der Patienten und die Gesundheitsergebnisse zu verbessern, zunehmender Beliebtheit.

Digital Health erleichtert nicht nur den Zugang zur Gesundheitsversorgung und deren Bereitstellung, sondern fördert auch einen stärker patientenorientierten Ansatz, der es den Menschen ermöglicht, ihren eigenen Gesundheitszustand zu überwachen und sich aktiver an der Bewältigung ihres Gesundheitszustands zu beteiligen.

Laut Kay et al. (2001) stärkt die digitale Gesundheit die Patienten, indem sie ihnen Informationen und Werkzeuge zur Verfügung stellt, die ihnen eine effektivere Verwaltung ihrer Gesundheit und ihres Wohlbefindens ermöglichen.

Somit stellt die digitale Gesundheit einen bedeutenden Wandel in der Art und Weise dar, wie Gesundheitsfürsorge bereitgestellt und verwaltet wird, und fördert durch den Einsatz digitaler Technologien die Effizienz, Zugänglichkeit und Personalisierung von Gesundheitsdienstleistungen.

Obwohl es wie ein modernes Phänomen erscheinen mag, hat die digitale Gesundheit Wurzeln, die bis in die Anfänge der Nutzung von Kommunikationstechnologien in der Medizin zurückreichen. Die Nutzung des Telefons für medizinische Fernkonsultationen und das Faxen von Röntgenaufnahmen sind einige der ersten Beispiele.

Mit dem Aufkommen des Internets und der Personalcomputer in den 1980er Jahren entstanden die ersten elektronischen Patientenakten Systeme und die ersten Versuche der Telemedizin.

Die Einführung des Internets in den Alltag und der Ausbau der Kommunikationsnetze in den 1990er Jahren ermöglichten die Entwicklung ausgefeilterer Systeme für elektronische Patientenakten (EHR) und die Durchführung von Arztkonsultationen per Videokonferenz.

Zwischen 2000 und 2009 erfreuten sich Smartphones zunehmender Beliebtheit und in den Industrieländern entstanden die ersten Gesundheitsanwendungen (mHealth). Vor allem in abgelegenen Gebieten hat die Telemedizin an Bedeutung gewonnen.

In den 2010er Jahren konnten wir Fortschritte bei tragbaren Geräten wie Smartwatches mit Herzfrequenzmessern hervorheben. Es kam zu einem exponentiellen Wachstum digitaler Gesundheitsdaten und der Beginn der Integration von Big Data und künstlicher Intelligenz in die Analyse dieser Daten.

Die COVID-19-Pandemie hat in den letzten Jahren die Einführung digitaler Gesundheitstechnologien auf globaler Ebene beschleunigt, was eine gesetzliche Regulierung dieser Tätigkeit erforderlich macht und die Bedeutung von Fern- und technologiebasierten Gesundheitslösungen unterstreicht.

Daher können wir „digitale Gesundheit" als ein aufstrebendes Feld definieren, das Informations- und

Kommunikationstechnologien in die medizinische Praxis und in Gesundheitsdienstleistungen integriert.

Die Terminologie der digitalen Gesundheit umfasst auch Begriffe wie Interoperabilität, Fernüberwachung und IoT (Internet der Dinge) im Gesundheitswesen und spiegelt die Vielfalt der Technologien und Ansätze wider, die die Art und Weise verändern, wie Gesundheitsversorgung bereitgestellt und verwaltet wird.

Das Verständnis dieser Konzepte und der Terminologie ist für Angehörige der Gesundheitsberufe, Technologieentwickler und politische Entscheidungsträger von entscheidender Bedeutung, wenn sie die Zukunft digitaler Gesundheitsdienste steuern und gestalten.

Die Einführung digitaler Technologien im Gesundheitswesen hatte tiefgreifende Auswirkungen und veränderte die Art und Weise der Gesundheitsversorgung.

Dieser Lösungssatz hat die Effizienz und Qualität der Pflege verbessert und ermöglicht eine schnellere und präzisere Versorgung.

Für Topol (2019) hat die Digitalisierung des Gesundheitswesens das Potenzial, die Patienten zu stärken, indem sie ihnen direkten Zugriff auf ihre Gesundheitsinformationen bietet und ihre Fähigkeit verbessert, chronische Krankheiten selbst zu managen.

Digitale Systeme bieten Zugang zu genaueren und aktuelleren Gesundheitsdaten und unterstützen medizinisches Fachpersonal bei der Diagnose und Behandlung von Krankheiten. Mit umfassenderen und zugänglicheren Informationen zur Krankengeschichte eines Patienten können Ärzte fundierte Entscheidungen treffen und eine individuelle und wirksamere Behandlung bieten.

Durch die Automatisierung administrativer und klinischer Aufgaben, wie etwa der Terminplanung, der Ausstellung von Rezepten und der Erfassung von Patientendaten, wird der mit der Gesundheitsversorgung verbundene Zeit- und Kostenaufwand reduziert.

Dadurch kann das medizinische Fachpersonal mehr Zeit für die direkte Betreuung der Patienten aufwenden, was die allgemeine Qualität der Versorgung verbessert.

Allerdings bringt die Implementierung dieser Technologien auch erhebliche Herausforderungen mit sich. Erstens stehen die Sicherheit und der Schutz der Patientendaten im Vordergrund.

Der Schutz vertraulicher Informationen vor unbefugtem Zugriff und Cyberangriffen ist von entscheidender Bedeutung, um das Vertrauen der Patienten und die Integrität digitaler Gesundheitssysteme zu gewährleisten.

Eine weitere wichtige Herausforderung ist der ungleiche Zugang zu digitalen Technologien. Nicht alle Menschen haben den gleichen Zugang zu mobilen Geräten, Highspeed-Internet oder digitalen Fähigkeiten, wodurch eine digitale Kluft entsteht, die die Gesundheitsunterschiede vergrößern kann.

Die Interoperabilität zwischen verschiedenen Gesundheitssystemen stellt nach wie vor ein Hindernis dar, das den effizienten Informationsaustausch zwischen verschiedenen Plattformen verhindert.

Kaplan (2016) betont, dass es von entscheidender Bedeutung ist, strenge Cyber-Sicherheitsrichtlinien und klare Vorschriften zu entwickeln, um die Privatsphäre der Patienten zu schützen und die Datenintegrität zu gewährleisten.

Diese Herausforderungen erfordern einen kooperativen Ansatz zwischen Technologieentwicklern, medizinischem Fachpersonal und politischen Entscheidungsträgern, um sicherzustellen, dass die Vorteile der Digitalisierung voll ausgeschöpft werden, ohne die Sicherheit und das Vertrauen der Patienten zu gefährden.

Angesichts des raschen technologischen Fortschritts ist es erforderlich, aktuelle Richtlinien und Vorschriften zu entwickeln und umzusetzen, die Themen wie Sicherheitsstandards, gesetzliche Haftung und Patientendatenschutz berücksichtigen.

Es kann zu Widerständen bei der Einführung neuer Technologien kommen, da sich viele Angehörige der Gesundheitsberufe aufgrund von Bedenken hinsichtlich der Lernkurve und Änderungen in der klinischen Praxis gegen die Implementierung digitaler Systeme sträuben.

Um diese Hindernisse zu überwinden, bedarf es koordinierter Anstrengungen, um angemessene Schulungen, technischen Support und Anreize für die Einführung neuer Technologien bereitzustellen.

Für den Erfolg der digitalen Gesundheit ist eine Balance zwischen der Förderung von Innovationen und dem Schutz der Interessen von Patienten und medizinischem Fachpersonal erforderlich.

Digitale Transformation und Gesundheit 4.0 – Die neue (R)evolution

Die digitale Gesundheit und die Patienten Reise sind untrennbar miteinander verbunden, und die Technologie spielt in jedem Schritt des Gesundheitsprozess eine Schlüsselrolle.

Von der Suche nach Gesundheitsinformationen bis zur Nachbehandlung können digitale Lösungen das Patienten Erlebnis in jeder Phase verbessern.

Die Patienten Reise

Die „Patient Journey" ist ein Schlüsselkonzept im Gesundheitswesen und bezeichnet den Prozess, den ein Patient vom ersten Kontakt mit dem Gesundheitssystem bis zum Abschluss der Behandlung oder Pflege durchläuft.

Gupta et al. (2016) betrachten die „Patient Journey" als eine ganzheitliche Darstellung der Interaktionen und Erfahrungen des Patienten mit Gesundheitsdiensten im Laufe der Zeit, die alles von der Einholung erster Informationen zu Symptomen bis hin zur Durchführung von Tests, Behandlungen und der Nachbehandlung umfasst.

Aus der Sicht von Smith et al. (2018) kann die Patienten Reise in mehrere unterschiedliche Phasen unterteilt werden, von denen jede ihre eigenen Herausforderungen und Chancen mit sich bringt.

Zu diesen Schritten gehören das Erkennen des Bedarfs an medizinischer Versorgung, das Einholen von Informationen und Beratung, der Zugang zu Gesundheitsdiensten, die Teilnahme am Behandlungsprozess und der Übergang zur Anschluss- oder Nach Behandlungspflege.

Es muss jedoch betont werden, dass der Krankheitsverlauf des Patienten nicht geradlinig verläuft und von zahlreichen Faktoren beeinflusst werden kann, wie etwa der Schwere des Gesundheitszustands, den Präferenzen des Patienten, der Verfügbarkeit von Ressourcen und der Qualität der medizinischen Versorgung.

Wie von Johnson et al. (2020) erwähnt, ist das Verständnis und die Abbildung der Patienten Reise von entscheidender Bedeutung, um Verbesserungspunkte bei der Bereitstellung von Gesundheitsdienstleistungen zu identifizieren, die Versorgung an die individuellen Bedürfnisse der Patienten anzupassen und eine kontinuierliche und integrierte Versorgung Erfahrung sicherzustellen.

Der Weg eines Patienten durch eine Gesundheitseinrichtung umfasst viele Schritte und die Digitalisierung verändert die gesamte Versorgung.

Die digitale Reise beginnt mit der Erkennung und Aufklärung, bei der auf Grundlage der Kenntnis der Symptome Informationen zu Ihrem Gesundheitszustand eingeholt werden.

Im digitalen Zeitalter verlassen sich Patienten auf eine Vielzahl von Online-Tools und -Ressourcen, um eine Selbsteinschätzung vorzunehmen und erste Informationen über ihren Gesundheitszustand einzuholen.

Zu diesen Ressourcen gehören Selbsteinschätzung Tools und digitale Bildungsressourcen, mit denen Benutzer bestimmte Symptome eingeben und eine vorläufige Analyse erhalten können. So können sie ihre Gesundheitsprobleme leichter verstehen, bevor sie überhaupt einen Arzt aufsuchen.

Mit Apps wie Ada und WebMD Symptom Checker können Benutzer beispielsweise ihre Symptome eingeben und eine Liste möglicher Gesundheitszustände erhalten.

Die Apps nutzen fortschrittliche Algorithmen und medizinische Datenbanken, um vorläufige Empfehlungen abzugeben und den Patienten bei der Entscheidung zu helfen, ob sie sofort einen Arzt aufsuchen oder abwarten sollten, ob die Symptome von selbst verschwinden.

Online-Plattformen wie der NHS Symptom Checker in Großbritannien bieten ähnliche Dienste an. Patienten können hier ihre Symptome beschreiben und erhalten Anleitungen für die nächsten Schritte. Sie bieten oft zusätzliche Informationen über die Schwere der Symptome und darüber, wann Notfallhilfe in Anspruch genommen werden sollte.

Neben Selbsteinschätzung Tools spielen digitale Bildungsressourcen eine entscheidende Rolle bei der Aufklärung der Patienten über ihren Gesundheitszustand und die verfügbaren Behandlungsmöglichkeiten.

Viele Ärzte und Gesundheitsorganisationen führen Blogs, die ausführliche Artikel zu verschiedenen Gesundheitszuständen, Behandlungen und Präventionsstrategien anbieten. Diese Blogs sind in einer leicht verständlichen Sprache verfasst und beantworten häufig die häufigsten Fragen der Patienten.

Plattformen wie YouTube und Websites von Gesundheitsorganisationen wie der Mayo Clinic bieten zahlreiche Lehr- und Erklärungsvideos zu komplexen Erkrankungen in visueller und vereinfachter Form an, sodass sie für Patienten leichter verständlich sind.

Die Verwendung visueller Infografiken, die Text und Bilder kombinieren, ist auch sinnvoll, um medizinische Informationen klar und prägnant zu erklären. Sie sind besonders nützlich, um biologische Prozesse, Behandlungsmöglichkeiten und Präventionstipps zu beschreiben. Organisationen wie die American Heart Association verwenden häufig Infografiken, um die Öffentlichkeit über die Herz-Kreislauf-Gesundheit aufzuklären.

Durch die Nutzung dieser Ressourcen können informierte Patienten ihre Gesundheitsversorgung mit einem soliden Fundament an Wissen beginnen und so produktivere Interaktionen mit medizinischem Fachpersonal ermöglichen.

Der Zugang zu medizinischen Terminen und deren Planung haben sich durch die digitale Gesundheit erheblich verändert. Die Möglichkeit zur Selbst Terminierung verkürzt die Wartezeit auf Termine und Untersuchungen und optimiert zudem Verwaltungsprozesse und die medizinische Verfügbarkeit.

Patienten müssen häufig lange Wartezeiten auf Termine, Untersuchungen und Eingriffe in Kauf nehmen. Dies kann zu einer Verzögerung der Diagnose und Behandlung, einer Verschlechterung des Zustands des Patienten und verstärkten Ängsten führen.

Die mangelnde Verfügbarkeit von Fachärzten oder die Nichtverfügbarkeit passender Termine ist ein immer wiederkehrendes Problem und erschwert den Patienten die rechtzeitige Versorgung, insbesondere in Gebieten mit einem Mangel an medizinischem Fachpersonal.

Diese Online-Terminplanung Plattformen ermöglichen es Patienten, Arzttermine bequem über Apps oder Websites zu buchen und bieten einen klaren Überblick über die Verfügbarkeit verschiedener medizinischer Fachkräfte.

Diese Einrichtung beschleunigt nicht nur den Termin Planungsprozess, sondern erhöht auch die Transparenz, sodass die Patienten die Termine wählen können, die ihren Bedürfnissen am besten entsprechen.

Nach der Revolution im Zugang zur Gesundheitsversorgung bieten Telekonsultationen und Telemedizin eine praktische und effiziente Alternative, die insbesondere für Menschen mit eingeschränkter Mobilität oder in abgelegenen Gebieten von Vorteil ist.

Digitale Transformation und Gesundheit 4.0 – Die neue (R)evolution

Telemedizin macht Reisen überflüssig, verkürzt Wartezeiten und ermöglicht eine schnellere und wirksamere Versorgung.

Dies war insbesondere in Zeiten einer Pandemie wie Covid-19 wichtig, da die Notwendigkeit der sozialen Distanzierung persönliche Konsultationen weniger praktikabel macht. Die Erleichterung der Überwachung chronischer Krankheiten ermöglicht eine kontinuierliche und regelmäßige Überwachung.

Innovationen beim Zugang und bei der Terminplanung kommen nicht nur den Patienten zugute, sondern wirken sich auch positiv auf die Verwaltung von Gesundheitsdienstleistungen aus.

Durch die Digitalisierung dieser Prozesse können die Zeitpläne des medizinischen Fachpersonals besser organisiert und die Nutzung der verfügbaren Zeit und Ressourcen optimiert werden.

Digitale Transformation und Gesundheit 4.0 – Die neue (R)evolution

Gleichzeitig erfassen digitale Plattformen wertvolle Daten zu Service Plänen und -mustern, die analysiert werden können, um die Betriebseffizienz und die Qualität der bereitgestellten Services zu verbessern.

Ein weiterer Bereich, in dem die Technologie einen wichtigen Einfluss hat, ist die digitale Diagnose. Künstliche Intelligenz (KI) und Big Data-Analyse werden zu unverzichtbaren Werkzeugen zur Unterstützung der klinischen Diagnose.

KI-Tools können große Mengen medizinischer Daten, darunter Röntgenbilder, CT-Scans und MRTs, analysieren, um Muster und Anomalien zu erkennen, die mit bloßem Auge möglicherweise nicht leicht erkennbar sind.

Beispielsweise können moderne Algorithmen frühe Anzeichen von Krebs, Herzkrankheiten und anderen schweren Erkrankungen mit großer Genauigkeit erkennen.

Dadurch werden nicht nur die Diagnosen schneller und genauer, sondern das medizinische Fachpersonal kann auch fundierte Entscheidungen treffen und wirksamere Behandlungen anbieten.

Diese technologischen Innovationen verändern die Art und Weise, wie Diagnosen gestellt und Pflege geleistet wird. Die Integration digitaler Tools und künstlicher Intelligenz in die Konsultations- und Diagnoseprozesse ermöglicht eine personalisierte und proaktive Medizin.

Die Fähigkeit, Daten in Echtzeit zu analysieren und schnell genaue Diagnosen zu stellen, kann Leben retten, Behandlungsergebnisse verbessern und die Effizienz von Gesundheitssystemen steigern.

Mit der fortschreitenden technologischen Entwicklung werden Telekonsultationen und digitale Diagnosen in der medizinischen Praxis voraussichtlich eine noch zentralere Rolle spielen, wodurch Versorgungsstandards neu definiert und die Qualität der Gesundheitsdienstleistungen gesteigert werden.

Sobald die Diagnose gestellt ist, wird der Patient zur Nachsorge und Behandlung überwiesen. Digitale Lösungen, die Gesundheitsmanagement-Anwendungen und Fernüberwachung Geräte nutzen, haben zu dieser Phase beigetragen.

Mobile Apps wie MySugr für Diabetes und Medisafe für Medikamente Erinnerungen ermöglichen es Patienten, ihre chronischen Erkrankungen, Medikamente und Arzttermine effektiv zu verwalten.

Fernüberwachung Geräte wie tragbare Geräte und angeschlossene Sensoren überwachen Vitalfunktionen und andere Gesundheitswerte in Echtzeit. Die direkte Datenübertragung an medizinisches Fachpersonal ermöglicht eine kontinuierliche Überwachung und bei Bedarf eine Anpassung der Behandlungen.

Beispiele hierfür sind vernetzte Blutdruckmessgeräte und kontinuierliche Glukosesensoren, die das Gesundheitsmanagement verbessern und eine schnelle

Reaktion auf Veränderungen des Patienten Zustands ermöglichen.

Parallel dazu spielen Patientenunterstützung Plattformen eine entscheidende Rolle bei der Erhaltung von Gesundheit und Wohlbefinden, indem sie Online-Communitys und Foren bieten, in denen Patienten ihre Erfahrungen teilen und Unterstützung und Rat von anderen mit ähnlichen Erkrankungen erhalten können.

Auf diese Weise schaffen diese Lösungen einen sicheren und einladenden Raum, in dem sich die Patienten verstanden und weniger isoliert fühlen. Dies verbessert ihr Engagement für die medizinische Versorgung und ihre Einhaltung der verordneten Behandlungen.

Digitale Wellness-Programme sind ein weiterer wichtiger Bestandteil der fortlaufenden Patientenbetreuung. Online-Anwendungen und -Programme, die gesunde Gewohnheiten wie ausgewogene Ernährung und körperliche

Aktivität fördern, nutzen Gamification-Techniken, um die Motivation der Benutzer aufrechtzuerhalten.

Kontinuierliche Überwachung und personalisiertes Feedback helfen den Patienten, ihre Gesundheitsziele beizubehalten und fördern eine dauerhafte und nachhaltige Verhaltensänderung.

Diese Programme verbessern nicht nur die körperliche Gesundheit, sondern tragen auch zur geistigen Gesundheit bei, indem sie einen ganzheitlichen Ansatz zur Gesundheitsfürsorge bieten.

Daher bietet die Digitalisierung der „Patienten Reise" wichtige Vorteile, wobei die Zugänglichkeit einer der wichtigsten ist.

Die Effizienz des Gesundheitssystems wird durch die Verkürzung der Wartezeiten bei Terminen, die Vereinfachung der Terminplanung und die Optimierung der Kommunikation zwischen Patienten und medizinischem Fachpersonal verbessert.

Ein weiterer hervorzuheben der Punkt ist die Personalisierung mit digitalen Tools, die eine an die individuellen Bedürfnisse jedes Patienten angepasste Behandlung unter Berücksichtigung seiner Krankengeschichte und persönlichen Vorlieben ermöglichen.

Ein großes Problem ist die mangelnde Kommunikation zwischen medizinischem Fachpersonal und Patienten. Patienten verstehen ihre Diagnosen, Behandlungspläne oder Pflegeanweisungen möglicherweise nicht, was zu mangelnder Compliance und Fehlern bei der Selbstbehandlung führt.

Eine Behandlung, bei der die individuellen Bedürfnisse und Vorlieben der Patienten nicht berücksichtigt werden, verringert die Patientenzufriedenheit und kann sich negativ auf die Wirksamkeit der Behandlung auswirken.

Durch digitale Gesundheits-Apps und -Plattformen wird das Engagement der Patienten erhöht, was zu einem aktiven Gesundheitsmanagement und einer gesünderen Lebensführung anregt.

Um die digitale Patienten Reise zu vervollständigen, wird eine kontinuierliche Überwachung durch verbundene Geräte erleichtert. Dies ermöglicht eine Echtzeitüberwachung des Gesundheitszustands, verbessert die klinischen Ergebnisse und bietet Patienten und medizinischem Fachpersonal mehr Sicherheit.

Obwohl die Digitalisierung zahlreiche Vorteile mit sich bringt, ist der Patientenverlauf mit zahlreichen Herausforderungen verbunden, die die Qualität der Versorgung und das Gesamterlebnis in der Gesundheitseinrichtung erheblich beeinträchtigen können.

In verschiedenen Phasen des Prozesses – von der Aufnahme bis zur Entlassung und Nachsorge – können

Probleme auftreten, die die Wirksamkeit der geleisteten Pflege beeinträchtigen können.

Von Bedenken hinsichtlich Datensicherheit und Datenschutz bis hin zu Problemen im Zusammenhang mit ungleichem Zugang und Widerstand gegen die Einführung neuer Technologien durch medizinisches Fachpersonal – die Herausforderungen der digitalen Patienten Reise unterstreichen die Notwendigkeit durchdachter Ansätze und innovativer Lösungen, um einen reibungslosen und effektiven Übergang zu digitalen Gesundheitsdiensten zu gewährleisten.

Um das Vertrauen der Patienten zu erhalten und Vorschriften wie die DSGVO in Europa und HIPAA in den USA einzuhalten, ist es entscheidend, sicherzustellen, dass die Gesundheitsdaten der Patienten vor unbefugtem Zugriff und Datenschutzverletzungen geschützt sind. Die Implementierung strenger Sicherheitsmaßnahmen wie Verschlüsselung und Zugriffskontrollen ist unerlässlich, um vertrauliche Informationen zu schützen und Datenlecks zu verhindern.

Der digitale Zugang ist ein Anliegen, das nicht vernachlässigt werden darf. Wenn sichergestellt wird, dass alle Patienten, unabhängig von ihrem geografischen Standort oder sozioökonomischen Status, Zugang zu digitalen Gesundheitstechnologien haben, können Ungleichheiten in der Gesundheitsversorgung vermieden werden.

fehlende Versorgungskontinuität, insbesondere beim Wechsel von einer Versorgungsstufe zur anderen (beispielsweise vom Krankenhaus zur Primärversorgung), kann zu Versorgungslücken, einer unzureichenden Nachsorge und einem erhöhten Risiko von Rückaufnahmen führen.

Es kann vorkommen, dass sich die Patienten nicht an den Behandlungsplan halten, Nachsorgetermine vergessen oder nicht wissen, wie sie zu Hause mit ihrer Erkrankung umgehen sollen.

Patienten haben häufig Schwierigkeiten, auf ihre eigene Krankenakte zugreifen. Dadurch fällt es ihnen schwer, ihre eigene Behandlung zu verfolgen und fundierte Entscheidungen zu treffen.

Daher lässt sich nicht leugnen, dass die digitale Gesundheitsversorgung des Patienten einen tiefgreifenden Wandel in der Gesundheitsversorgung bewirkt hat. Digitale Technologien können alle Phasen dieser Reise integrieren und die Ergebnisse deutlich verbessern, indem sie eine patientenzentrierte Versorgung fördern.

Für einen echten Wandel im Gesundheitswesen ist die Stärkung der Patientenrechte unabdingbar. Wenn Patienten über Informationen zu ihrem Gesundheitszustand verfügen, einschließlich laufender Überwachungsdaten, können sie sich stärker an ihrer eigenen Pflege beteiligen, fundierte Entscheidungen treffen und sich gesundheitsbewusst verhalten.

Es verbessert nicht nur die Gesundheit einzelner Patienten, sondern fördert auch eine stärkere Zusammenarbeit zwischen Patienten und medizinischem Fachpersonal, was zu besseren Ergebnissen im gesamten Gesundheitssystem führt.

Digitale Transformation und Gesundheit 4.0 – Die neue (R)evolution

Digitale Transformation und Gesundheit 4.0 – Die neue (R)evolution

Digitale Gesundheitstechnologien

Digitale Gesundheitstechnologien spielen in jeder Phase der Patientenbehandlung eine entscheidende Rolle: Sie bieten schnellen Zugriff auf Gesundheitsinformationen, erleichtern die Kommunikation zwischen medizinischem Fachpersonal, ermöglichen virtuelle Konsultationen und Fernüberwachung und befähigen Patienten, ihre eigene Gesundheit aktiver und kooperativer zu verwalten.

Die digitale Gesundheit und die Patienten Reise sind untrennbar miteinander verbunden, und die Technologie spielt in jedem Schritt des Gesundheitsprozess eine Schlüsselrolle.

Beispielsweise bieten mobile Anwendungen und Online-Plattformen einen schnellen Zugriff auf Gesundheitsressourcen und ermöglichen den Patienten, ihren Zustand selbständig zu verwalten und fundierte Entscheidungen über ihre Gesundheit zu treffen.

Elektronische Gesundheitsakten (EHR) und Telemedizin Systeme erleichtern die Kommunikation zwischen Patienten und medizinischem Fachpersonal, reduzieren geografische Barrieren und verbessern den Zugang zur Versorgung.

Durch die Integration der digitalen Gesundheit in die Patienten Reise ist es möglich, einen patientenorientierten, personalisierten und effizienteren Ansatz zu fördern, der darauf abzielt, individuelle Bedürfnisse zu erfüllen und klinische Ergebnisse zu verbessern.

Digitale Gesundheitstechnologien spielen bei jedem Schritt der Patienten Reise eine entscheidende Rolle und sorgen für ein stärker integriertes und patientenorientiertes Erlebnis.

Von der Suche nach Gesundheitsinformationen bis zur Überwachung nach der Behandlung bieten diese digitalen Lösungen erhebliche Vorteile.

Während der Behandlung erleichtern elektronische Gesundheitsakten Systeme (EHR) die Dokumentation und den

Informationsaustausch zwischen medizinischem Fachpersonal und sorgen so für eine effektive und koordinierte Kommunikation.

Telemedizin ermöglicht virtuelle Konsultationen und Fernüberwachung, wodurch geografische Barrieren beseitigt und den Patienten mehr Komfort geboten wird.

Im gesamten Verlauf ermöglichen digitale Gesundheitstechnologien den Patienten, ihre Gesundheit aktiver zu managen und fördern einen kooperativen und personalisierten Ansatz in der Gesundheitsfürsorge.

Telemedizin

Telemedizin wird laut den Autoren Bashshur, Shannon und Krupinski (2019) definiert als „die Ausübung der Medizin über die Ferne, bei der Kommunikationstechnologien zur Bereitstellung von Gesundheitsdiensten eingesetzt werden, wenn die Entfernung ein Hindernis für die medizinische Hilfe darstellt."

Bashshur et al. (2016) konzipieren Telemedizin, um den Zugang zu Gesundheitsdiensten zu erweitern, insbesondere in abgelegenen und unterversorgten Gebieten, in denen die Verfügbarkeit von medizinischem Fachpersonal und Ressourcen begrenzt ist.

Dadurch können Patienten, die zuvor aufgrund geografischer Einschränkungen oder aufgrund ihrer Mobilität mit Einschränkungen konfrontiert waren, auf eine spezialisierte Versorgung zugreifen.

Laut Whitten et al. (2007) kann die Telemedizin zu erheblichen Kosteneinsparungen für Gesundheitssysteme führen, da Fahrtkosten zu medizinischen Terminen, unnötige Krankenhausaufenthalte und wiederholte Besuche in der Notaufnahme reduziert werden.

Telemedizin kann in Echtzeit (synchron) oder asynchron durchgeführt werden, wobei Informationen gesendet und später analysiert werden.

Es handelt sich nicht um ein neues Konzept. Seine Wurzeln reichen mehr als ein halbes Jahrhundert zurück. Der erste dokumentierte Einsatz von Telemedizin erfolgte in den 1960er Jahren, als die NASA begann, den Gesundheitszustand von Astronauten im Orbit durch Telemetriesysteme zu überwachen.

Gleichzeitig nutzte das US-amerikanische National Institute of Mental Health Videokonferenzen, um Patienten an abgelegenen Standorten psychiatrische Betreuung zu bieten.

Die Verbreitung von Personalcomputern, die Einführung des Breitband-Internets sowie die Popularisierung von Smartphones und anderen Mobilgeräten haben der Telemedizin neue Höhen verholfen.

Heute ist die Telemedizin aus mehreren Gründen ein integraler Bestandteil moderner Gesundheitssysteme geworden, beispielsweise weil sie die mit persönlichen Besuchen verbundenen Kosten sowohl für Patienten als auch für medizinisches Personal senkt.

Telekonsultation Plattformen sind Online-Systeme, die die Kommunikation zwischen medizinischem Fachpersonal und Patienten unter Berücksichtigung von Sicherheitsaspekten wie Datenverschlüsselung, Benutzerauthentifizierung und Einhaltung gesetzlicher Datenschutzgesetze erleichtern.

Tatsächlich revolutioniert die Telemedizin die medizinische Versorgung und macht sie zugänglicher, effizienter und individueller.

Digitale Transformation und Gesundheit 4.0 – Die neue (R)evolution

Medizinische Geräte und Internet der Dinge (IoT)

Für Rajkumar Buyya (2018), Professor für Informatik an der Universität Melbourne, „ist das Internet der Dinge (IoT) eine verteilte Systemarchitektur, die die Fernüberwachung und -steuerung physischer Objekte ermöglicht, Feedback in Echtzeit erhält und autonome Entscheidungen zulässt."

Atzori et al. (2010) definiert es als „eine globale Infrastruktur für die Informationsgesellschaft, die durch die Vernetzung physischer und virtueller Objekte auf der Grundlage von Informations- und Kommunikationstechnologien fortgeschrittene interaktive Dienste ermöglicht.

Diese Definitionen unterstreichen die Fähigkeit von IoT-Geräten, miteinander und mit der Umgebung zu interagieren und so ein vernetztes System zu schaffen, das Automatisierung und Echtzeit-Datenanalyse ermöglicht.

Laut Gubbi et al. (2013) bieten IoT-Geräte potenziell eine Reihe von Vorteilen, darunter Aufgaben Automatisierung,

Fernüberwachung, Echtzeit-Datenerfassung und intelligente Entscheidungsfindung. Diese Vorteile können in verschiedenen Sektoren wie unter anderem Gesundheit, Landwirtschaft, Transport und Fertigung angewendet werden.

Der Bericht des McKinsey Global Institute (2015) hebt hervor, dass das IoT durch eine höhere Betriebseffizienz, die Schaffung neuer Geschäftsmodelle und Verbesserungen der Lebensqualität erhebliche wirtschaftliche Auswirkungen haben kann, die bis 2025 auf Billionen von Dollar geschätzt werden.

Der Einsatz von IoT-Geräten kann die medizinischen Kosten senken und die Betriebseffizienz von Gesundheitssystemen verbessern, indem er dem medizinischen Fachpersonal Echtzeitdaten zur Verfügung stellt und so schnellere und präzisere Eingriffe ermöglicht.

Es kann Vitalfunktionen wie Herzfrequenz, Aktivitätsniveau, Schlaf und Sauerstoffsättigung messen. Funksensoren können zu Hause verwendet werden, um Blutdruck, Blutzuckerspiegel und Gewicht zu überwachen.

Darüber hinaus fördern diese Geräte eine personalisierte Behandlung, da die erfassten Daten dabei helfen, auf die individuellen Bedürfnisse jedes Patienten zugeschnittene Behandlungspläne zu erstellen. Dies führt zu besseren Gesundheits Ergebnissen und einer höheren Patientenzufriedenheit.

Vernetzte medizinische Geräte sind als Schlüsseltechnologie für die digitale Transformation in verschiedenen Wirtschaftssektoren von strategischer Bedeutung.

Elektronische Gesundheitsakten (EHR)

Elektronische Gesundheitsakten (EHR) sind Patientenakten im digitalen Format, die zwischen Gesundheitsdienstleistern, Krankenhäusern und Patienten gemeinsam genutzt werden können.

Die Implementierung und Nutzung elektronischer Gesundheitsakten hat die Art und Weise der Verwaltung und Nutzung von Gesundheitsdaten verändert und bietet medizinischem Fachpersonal und Patienten zahlreiche Vorteile.

Blumenthal (2011) führt aus, dass „EHRs entscheidende Instrumente zur Verbesserung der Qualität, Sicherheit und Effizienz der Gesundheitsversorgung sind." Die Implementierung dieser Systeme ermöglicht die Konsolidierung von Gesundheitsinformationen an einem einzigen zugänglichen Ort und erleichtert so den Informationsaustausch zwischen verschiedenen Gesundheitsfachkräften und -einrichtungen.

Nach der Umsetzung verbessert sich die Koordinierung der Pflege, die Redundanz von Tests und Verfahren wird reduziert und die Genauigkeit von Diagnosen und Behandlungen wird verbessert.

EHRs können Warnmeldungen und Erinnerungen enthalten, die den Gesundheitsdienstleistern dabei helfen, klinische Richtlinien einzuhalten und chronische Erkrankungen von Patienten besser zu behandeln.

Die Einführung elektronischer Gesundheitsakten (EHR) hat erhebliche Auswirkungen auf die Koordinierung der Behandlung und die Qualität der Patientenversorgung.

Sofern sie interoperabel sind, können EHRs Informationen zwischen verschiedenen Gesundheitsfachkräften und Institutionen austauschen und ermöglichen so eine vollständige und integrierte Sicht auf die Krankengeschichte des Patienten. Dadurch wird sichergestellt, dass alle an der Versorgung eines Patienten Beteiligten Zugriff auf die aktuellsten und relevantesten Informationen haben, was eine bessere Koordination der Versorgung ermöglicht.

Laut Bates et al. (2003) „verbessern EHRs die Qualität der Versorgung, indem sie die Kommunikation zwischen Gesundheitsdienstleistern erleichtern und einen einfacheren und schnelleren Zugriff auf klinische Informationen ermöglichen.

Durch den schnellen Zugriff auf Patientendaten kann das medizinische Fachpersonal fundierte und zeitnahe Entscheidungen treffen und so die Anzahl medizinischer Fehler verringern.

Gesundheits-Apps

Gesundheits- und Fitness-Apps sind digitale Tools, die Menschen dabei helfen, ihre Gesundheit und ihr Wohlbefinden zu verwalten. Diese Apps bieten eine breite Palette von Funktionen, von Fitness-Tracking und Diät-Tracking bis hin zu Medikamenten Erinnerungen und Gesundheitsdaten-Tracking.

Laut Patel et al. (2015) werden Gesundheits- und Fitness-Apps als „mobile Anwendungen definiert, die darauf abzielen, die Gesundheit und das Wohlbefinden ihrer Benutzer durch verschiedene Funktionen zu verbessern, wie etwa die Verfolgung körperlicher Aktivitäten, die Verfolgung der Ernährung, die Überwachung von Schlafmustern und die Bereitstellung von Gesundheitsinformationen."

Das Tool bietet den Benutzern potenziell eine Reihe von Vorteilen. Erstens werden sie für gesundheitsbewusste Gewohnheiten sensibilisiert und zu positiven Verhaltensänderungen angeregt.

Durch sofortiges Feedback zum Fortschritt bei der Erreichung von Gesundheitszielen können diese Apps die Benutzer zu einem gesünderen und aktiveren Lebensstil motivieren.

Daher erleichtern Gesundheits-Apps die Überwachung und Verwaltung der persönlichen Gesundheit. Benutzer können Messwerte wie Herzfrequenz, Kalorienverbrauch, Schlafmuster und Nahrungsaufnahme verfolgen und so wertvolle Einblicke in ihre Gesundheit und ihr Verhalten gewinnen.

Da die Daten zur individuellen Beurteilung und Beratung an medizinisches Fachpersonal weitergegeben werden können, ist ein proaktiven und präventiven Ansatz in der Gesundheitsfürsorge möglich.

Mit der zunehmenden Verfügbarkeit mobiler Geräte und Konnektivität sind diese Apps zu einem wirkungsvollen Werkzeug geworden, das es den Menschen ermöglicht, aktiver für ihre eigene Gesundheit und ihr Wohlbefinden einzustehen.

Somit stellen Gesundheitsanwendungen eine wichtige Facette der digitalen Revolution im Gesundheitswesen dar, da sie Ressourcen und Unterstützung zur Förderung eines gesunden Lebensstils und zur Verbesserung der Lebensqualität bieten.

Wearables und Smart Devices

Unter Wearables und Smart Devices versteht man technische Geräte, die am Körper getragen werden können und die in der Lage sind, Daten im Zusammenhang mit der Gesundheit und dem Wohlbefinden des Benutzers zu überwachen, aufzuzeichnen und zu übertragen.

Zu diesen Geräten gehören Smartwatches, Fitness Armbänder, Herzfrequenzmesser und sogar intelligente Kleidung, die verschiedene Gesundheitsdaten messen kann.

Für Patel und Wang (2020) sind „Wearables elektronische Geräte, die Verbraucher tragen können und die es ihnen ermöglichen, Daten über ihre körperlichen Aktivitäten und Gesundheitsparameter zu sammeln, oft in Echtzeit."

Diese Geräte sind mit Sensoren ausgestattet, die physiologische Daten wie Herzfrequenz, Aktivitätsniveau und Schlafqualität erfassen.

Tragbare und intelligente Geräte bieten sowohl dem einzelnen Benutzer als auch dem gesamten Gesundheitssystem eine Reihe von Vorteilen. Erstens ermöglichen sie eine kontinuierliche Gesundheitsüberwachung und liefern Echtzeitdaten, mit denen Anomalien oder gesundheitliche Probleme frühzeitig erkannt werden können.

Laut Jackson und Boren (2019) „bieten tragbare Geräte eine beispiellose Möglichkeit zur kontinuierlichen Gesundheitsüberwachung und ermöglichen schnelle und personalisierte Eingriffe."

Vor allem fördern diese Geräte einen gesünderen Lebensstil, indem sie ständig motivierende Informationen über die körperliche Aktivität und die Gesundheit Gewohnheiten des Benutzers liefern.

Ein weiterer wichtiger Vorteil ist die Möglichkeit, diese Geräte in digitale Gesundheitsplattformen zu integrieren, sodass die erfassten Daten mit medizinischem Fachpersonal geteilt werden können. Sie können das Management chronischer

Krankheiten verbessern und Behandlungen auf der Grundlage präziser und detaillierter Daten personalisieren.

Durch die Analyse dieser Daten können tiefere Einblicke in die Gesundheit der Patienten und die Wirksamkeit von Behandlungen gewonnen werden, was wiederum eine personalisierte und präventive Medizin ermöglicht.

Eine kontinuierliche Gesundheitsüberwachung durch digitale Technologien bietet einen Echtzeit Überblick über den Gesundheitszustand einer Person und ermöglicht frühzeitige und personalisierte Eingriffe.

Durch dieses Vorgehen sind wir in der Lage, Muster, Tendenzen und Anomalien zu erkennen, die bei spezifischen Arztkonsultationen möglicherweise nicht offensichtlich sind. So können wir Gesundheitszustände leichter vorbeugen, frühzeitig diagnostizieren und behandeln.

Eine kontinuierliche Überwachung kann daher zu einem größeren Bewusstsein für Lebensstil und Gewohnheiten führen, die sich auf die Gesundheit auswirken, und die Menschen in die Lage versetzen, proaktiv Schritte zur Verbesserung ihres allgemeinen Wohlbefindens zu unternehmen.

Ausbildung, Bildung und Organisationskultur

Der Übergang zur digitalen Gesundheit erfordert einen erheblichen Schwerpunkt auf Schulung und Ausbildung, um sicherzustellen, dass die Angehörigen der Gesundheitsberufe auf die wirksame Nutzung neuer Technologien und Systeme vorbereitet sind.

Insgesamt ist die Schaffung einer Unternehmenskultur, die Innovation und Anpassung unterstützt, von entscheidender Bedeutung für den Erfolg der digitalen Transformation im Gesundheitswesen.

Bei der Schulung im Bereich digitale Gesundheit geht es darum, medizinisches Fachpersonal im Umgang mit Technologien wie EHRs, Telemedizin Systemen und anderen digitalen Tools zu schulen.

Aus der Sicht von Gagnon et al. (2012) sind „Fortbildung und berufliche Weiterentwicklung für Angehörige der Gesundheitsberufe unabdingbar, um die notwendigen

Fähigkeiten für den wirksamen Einsatz von Gesundheits Informationstechnologien zu erwerben."

Durch diese Schulung wird nicht nur die technische Kompetenz der Fachkräfte verbessert, sondern auch ihr Vertrauen in und ihre Akzeptanz gegenüber neuen Technologien erhöht.

Für die erfolgreiche Implementierung digitaler Gesundheitssysteme ist die Schaffung einer innovationsfördernden Unternehmenskultur von entscheidender Bedeutung. Westphal et al. (2010) betonen, dass „eine Unternehmenskultur, die kontinuierliches Lernen und Innovation schätzt, die Einführung neuer Technologien und Praktiken erleichtert."

In jedem Fall fördert es eine für Veränderungen offene Denkweise, unterstützt die abteilungsübergreifende Zusammenarbeit und unterstützt die Führungsrolle im Bereich der digitalen Gesundheit.

Die kombinierte Wirkung einer angemessenen Schulung und einer unterstützenden Unternehmenskultur kann zu erheblichen Verbesserungen der Betriebseffizienz, der Pflegequalität und der Patientenzufriedenheit führen.

Gut ausgebildete Fachkräfte und eine anpassungsfähige Organisation sind besser gerüstet, die Herausforderungen zu meistern und die Chancen der Digitalisierung im Gesundheitswesen zu nutzen.

Die Aufklärung der Patienten über die Verwendung von Gesundheitstechnologien ist von entscheidender Bedeutung, um den Nutzen dieser Tools zu maximieren und eine größere Autonomie und Beteiligung an der Verwaltung ihrer eigenen Gesundheit zu fördern.

Im Zuge der Digitalisierung im Gesundheitswesen werden Patienten zunehmend ermutigt, Technologien wie Patientenportale, mobile Gesundheits-Apps und Geräte zur Fernüberwachung zu nutzen.

Gee et al. (2015) betonen, dass „die Aufklärung der Patienten über die Verwendung von Gesundheitstechnologien das Engagement der Patienten erheblich steigern und die Gesundheitsergebnisse verbessern kann."

Mangelndes Wissen oder Vertrauen in die Verwendung dieser Technologien können eine erhebliche Hürde für ihre Einführung darstellen.

Daher sind klare Anweisungen, Schulungen und fortlaufende Unterstützung von entscheidender Bedeutung, um sicherzustellen, dass sich die Patienten wohl fühlen und diese Hilfsmittel wirksam nutzen können.

Zu den Methoden der Patientenaufklärung können Online-Tutorials, persönliche Workshops, gedruckte Materialien und technischer Support gehören. Es ist wichtig, das Schulungsmaterial an die Bedürfnisse und Fähigkeiten der Patienten anzupassen und dabei Faktoren wie Alter, Gesundheitswissen und Vertrautheit mit der Technologie zu berücksichtigen.

Beispielsweise können Video-Tutorials und Schritt-für-Schritt-Anleitungen besonders für Patienten hilfreich sein, die noch keine Erfahrung mit der Nutzung digitaler Technologien haben.

Eine wirksame Aufklärung der Patienten über den Einsatz von Technologien kann zahlreiche Vorteile mit sich bringen, darunter eine bessere Behandlung chronischer Erkrankungen, eine höhere Therapietreue und eine effizientere Kommunikation mit medizinischem Fachpersonal.

Gut informierte und mündige Patienten nutzen diese Technologien mit größerer Wahrscheinlichkeit kontinuierlich und effektiv, was zu einer besseren allgemeinen Gesundheit und geringeren langfristigen Gesundheitskosten führen kann.

Aus der Sicht von O'Donoghue et al. (2019) „sollten digitale Gesundheitsrichtlinien unter Berücksichtigung der Patientenbedürfnisse, der Integration in bestehende Gesundheitssysteme und bewährter Verfahren in Bezug auf Datensicherheit und Datenschutz entwickelt werden."

Daher müssen politische Entscheidungsträger und Regulierungsbehörden eng mit medizinischem Fachpersonal, Technologieunternehmen und Patienten zusammenarbeiten, um klare und umfassende Richtlinien zu entwickeln, die einen ethischen und wirksamen Einsatz digitaler Technologien im Gesundheitswesen gewährleisten.

Darüber hinaus spielt die Regulierung der digitalen Gesundheit auch eine wichtige Rolle bei der Förderung der Interoperabilität zwischen Gesundheitsinformationssystemen und ermöglicht einen sicheren und effizienten Datenaustausch zwischen verschiedenen Anbietern und Gesundheitssystemen.

Digital Health in unterschiedlichen Kontexten

Im klinischen Kontext ermöglicht die digitale Gesundheit die Nutzung elektronischer Gesundheitsakten (EHR), Telemedizin und Fernüberwachung Tools, um eine frühzeitige Diagnose, personalisierte Behandlung und kontinuierliche Patientenüberwachung zu erleichtern.

Mithilfe dieser Technologien kann das Gesundheitspersonal eine effizientere und leichter zugängliche Versorgung bieten, insbesondere in abgelegenen oder ressourcen armen Gebieten.

Im Krankenhausumfeld manifestiert sich die digitale Gesundheit durch integrierte Krankenhausmanagement Systeme, vernetzte medizinische Geräte und robotergestützte Operationen.

Diese Lösungen zielen darauf ab, die Betriebseffizienz zu verbessern, medizinische Fehler zu reduzieren und den

Patienten während ihres Krankenhausaufenthalts einen sichereren und angenehmeren Aufenthalt zu ermöglichen.

Auf Bevölkerungsebene wird die digitale Gesundheit in epidemiologischen Überwachungsprogrammen, der Krankheitsüberwachung, öffentlichen Gesundheitskampagnen und der Förderung einer gesunden Lebensweise eingesetzt.

Informations- und Kommunikationstechnologien ermöglichen die Erfassung, Analyse und Verbreitung von Gesundheitsdaten in Echtzeit und erleichtern so evidenzbasierte Entscheidungen und die Umsetzung wirksamer Interventionen.

Digital Health spielt eine grundlegende Rolle bei der Aus- und Weiterbildung von medizinischem Fachpersonal, der klinischen Forschung und der Entwicklung neuer Therapien und Behandlungen.

Der Einsatz virtueller Simulationen, erweiterter Realität und künstlicher Intelligenz verändert die Ausbildung von medizinischem Fachpersonal und die medizinische Forschung und beschleunigt Innovation und Fortschritt in der Medizin.

Zusammenfassend lässt sich sagen, dass Digital Health eine breite Palette von Anwendungen und Kontexten umfasst, die alle das gemeinsame Ziel haben, die Gesundheit und das Wohlbefinden der Menschen durch technologische Innovationen und die Integration von Daten und Gesundheitsinformationen zu verbessern.

In städtischen Gebieten spielt die digitale Gesundheit eine Schlüsselrolle bei der Bewältigung spezifischer Herausforderungen, die mit der Bevölkerungsdichte und der Komplexität der Gesundheitssysteme verbunden sind.

Eine der wichtigsten Anwendungen ist die Telemedizin, die den Zugang zu Gesundheitsdiensten aus der Ferne ermöglicht und so die Notwendigkeit verringert, Arztterminen persönlich anzureisen. Tatsächlich ist sie besonders in städtischen Gebieten wichtig, wo Verkehr und Entfernung erhebliche Hindernisse für den Zugang zur Gesundheitsversorgung darstellen können.

Eine weitere wichtige Anwendung der digitalen Gesundheit in städtischen Umgebungen ist die Analyse umfangreicher Gesundheitsdaten zur Erkennung von Trends und Mustern im Bereich der öffentlichen Gesundheit.

Diese Analysen können Gesundheitsbehörden dabei helfen, Ressourcen und Interventionen zu priorisieren, Krankheitsausbrüche vorherzusagen und wirksamere Präventionsstrategien umzusetzen.

In ländlichen Gegenden spielt die digitale Gesundheit eine entscheidende Rolle bei der Überwindung geographischer Barrieren und Zugangsbarrieren zur Gesundheitsversorgung. Eine wichtige Anwendung ist die Telemedizin, die Patienten in abgelegenen Gebieten über virtuelle Kommunikationstechnologien mit Gesundheitsexperten in städtischen Zentren verbindet.

Dadurch verringert sich die Notwendigkeit langer und teurer Fahrten zu Arztterminen erheblich, und die Gesundheitsversorgung wird für ländliche Gemeinden leichter zugänglich und bequemer.

Neben der Telemedizin sind mobile Gesundheits Einheiten eine weitere wichtige Anwendung der digitalen Gesundheit im ländlichen Raum.

Diese Fahrzeuge sind mit fortschrittlicher Medizintechnik wie tragbaren Diagnosegeräten und mobilen Internetverbindungen ausgestattet, sodass medizinisches Fachpersonal Untersuchungen, Diagnosen und Konsultationen direkt in den ländlichen Gemeinden durchführen kann.

Besonders vorteilhaft gilt dies in Gegenden, in denen die Gesundheitsinfrastruktur unzureichend oder nicht vorhanden ist, da sie Zugang zu hochwertiger Gesundheitsversorgung ermöglicht, wo es bisher keine gab.

Darüber hinaus sind Bildungs- und Schulungsprogramme zum Thema digitale Gesundheit unerlässlich, um Gesundheitsfachkräfte in ländlichen Gebieten im effektiven Einsatz digitaler Technologien zu schulen. Beispielsweise Schulungen zur Verwendung von Gesundheits-Apps, Fern Überwachungsgeräten und Telemedizin Plattformen.

Durch die Vermittlung dieser Fähigkeiten können Gesundheitsfachkräfte in ländlichen Gebieten ihren Gemeinden eine umfassendere und effizientere Versorgung bieten, die Gesundheitsergebnisse verbessern und Ungleichheiten beim Zugang zur Gesundheitsversorgung verringern.

In Industrieländern ist die digitale Gesundheit durch den intensiven Einsatz fortschrittlicher Technologien zur Verbesserung der Gesundheitsversorgung gekennzeichnet. Der Einsatz künstlicher Intelligenz für Diagnose und Behandlung wird in Betracht gezogen, wobei fortschrittliche Algorithmen zur

Interpretation medizinischer Bilder und zur Analyse großer klinischer Datensätze eingesetzt werden.

In Entwicklungsländern konzentriert sich die digitale Gesundheit auf kostengünstige, hocheffiziente Lösungen, um die Herausforderungen einer begrenzten Infrastruktur und begrenzten Ressourcen zu überwinden.

Umfasst die Implementierung mobiler Anwendungen zum Krankheitsmanagement, die Patienten Anleitung und Unterstützung bieten und den Zugriff auf Gesundheitsinformationen und medizinische Dienste erleichtern.

SMS-Nachrichtenprogramme sind ein weiteres häufig verwendetes Instrument zur Verbreitung von Gesundheitserziehung und Medikamenten Erinnerungen in Gemeinden mit eingeschränktem Internetzugang.

Darüber hinaus wird Telemedizin häufig in abgelegenen Gebieten ohne Zugang zu Spezialisten eingesetzt. Durch virtuelle Konsultationen werden Patienten mit medizinischem Fachpersonal verbunden. Dies trägt dazu bei, den Zugang und die Qualität der Gesundheitsversorgung in unterversorgten Regionen zu verbessern.

Erfolgsgeschichten und Fallstudien

Erfolgsgeschichten und Fallstudien zum Thema digitale Gesundheit zeigen konkrete Beispiele für die erfolgreiche Anwendung von Technologien zur Verbesserung der Gesundheitsversorgung und der Behandlungsergebnisse für Patienten.

Ein bemerkenswertes Beispiel ist die Fallstudie „Reducing Hospital Readmissions Using Telemedicine" von Smith et al. (2019), die zeigte, wie die Implementierung von Telemedizin Programmen zur Fernüberwachung von Patienten nach der Entlassung die Wiedereinweisung Raten ins Krankenhaus deutlich reduzierte und die Kontinuität der Versorgung verbesserte.

Eine weitere relevante Fallstudie ist der „Einsatz künstlicher Intelligenz für das Hautkrebs-Screening" von Johnson et al. (2020). Sie zeigte, wie Algorithmen der künstlichen Intelligenz trainiert werden können, um hautkrebs verdächtige Läsionen mit hoher Präzision zu identifizieren. Dies ermöglicht eine effizientere und schnellere Erkennung und erleichtert den Zugang zu frühen Diagnosen und rechtzeitigen Behandlungen.

Darüber hinaus wurden in der Erfolgsgeschichte „Implementierung elektronischer Krankenakten in einer Klinik für die Primärversorgung" von García et al. (2018) die Vorteile der Umstellung von Papierakten auf elektronische Akten hervorgehoben, darunter eine höhere Genauigkeit der Dokumentation, eine bessere Koordinierung der Versorgung und ein schnellerer Zugriff auf relevante klinische Informationen.

Diese Fallstudien veranschaulichen das transformative Potenzial der digitalen Gesundheit und bieten wertvolle Einblicke in bewährte Verfahren, Herausforderungen und Chancen im Zusammenhang mit der Implementierung von Informations- und Kommunikationstechnologien in verschiedenen Gesundheits Kontexten.

Neue Trends und Innovationen im Gesundheitssektor

Neue Trends und Innovationen im Gesundheitswesen verändern die Branche Landschaft rasant, ermöglichen bedeutende Fortschritte in der Gesundheitsversorgung und fördern das Wohlbefinden der Patienten.

Mit dem technologischen Fortschritt und der Konvergenz mehrerer Disziplinen erleben wir eine Ära beispielloser Veränderungen in der Art und Weise, wie Gesundheit verstanden, behandelt und gemanagt wird.

Von künstlicher Intelligenz und Big Data-Lösungen bis hin zur Wearable-Revolution und Telemedizin definieren diese Innovationen die Grenzen des Möglichen im Gesundheitswesen neu.

In diesem dynamischen und spannenden Kontext ist es wichtig, die neuesten Trends und Entdeckungen zu erforschen, um zu verstehen, wie sie die Zukunft der Medizin prägen, und um sich auf die Herausforderungen und Chancen vorzubereiten, die sich in diesem sich ständig weiterentwickelnden Umfeld ergeben.

Künstliche Intelligenz in der Medizin

Künstliche Intelligenz (KI) ist ein Bereich der Computertechnik, der sich auf die Entwicklung von Systemen konzentriert, die Aufgaben ausführen können, die normalerweise menschliche Intelligenz erfordern.

John McCarthy, einer der Pioniere der KI, definiert: „Künstliche Intelligenz ist die Wissenschaft und Technik der Herstellung intelligenter Maschinen." Diese Maschinen sind in der Lage, Daten zu lernen, Probleme zu lösen, Muster zu erkennen und Entscheidungen auf der Grundlage von Algorithmen zu treffen. Mit anderen Worten: KI ermöglicht es Computern, intelligent zu handeln und einige menschliche Fähigkeiten zu imitieren.

Bei der KI werden Algorithmen und Computersysteme eingesetzt, um Aufgaben auszuführen, die normalerweise menschliche Intelligenz erfordern, wie etwa Lernen, logisches Denken, Mustererkennung und Entscheidungsfindung. In der Medizin wird die KI zu einem entscheidenden Instrument, um die

Genauigkeit von Diagnosen zu verbessern, Behandlungen zu personalisieren und die Effizienz von Gesundheitssystemen zu steigern.

Der Einsatz künstlicher Intelligenz in der bildgebenden Diagnostik hat die Medizin revolutioniert, da er eine präzisere und effizientere Analyse radiologischer Untersuchungen ermöglicht.

Beispielsweise werden Deep-Learning-Algorithmen anhand großer Datensätze trainiert, um subtile Muster zu erkennen, die auf das Vorhandensein von Krankheiten hinweisen könnten.

Diese Systeme können Anomalien in Röntgenbildern, MRTs und CT-Scans mit einer Genauigkeit erkennen, die mit der von menschlichen Radiologen vergleichbar oder sogar noch höher ist.

Die Fähigkeit, medizinische Zustände schnell und präzise zu erkennen, hat erhebliche Auswirkungen auf die klinische

Praxis, da sie frühere Diagnosen und wirksamere Behandlungen ermöglicht.

Bei Krebserkrankungen beispielsweise kann eine frühzeitige Diagnose die Erfolgsaussichten der Behandlung erhöhen und die Behandlungsergebnisse für die Patienten verbessern. KI kann Radiologen daher dabei helfen, Untersuchungen zu priorisieren und dringende Fälle zu identifizieren, die sofortiger Aufmerksamkeit bedürfen.

Trotz aller Vorteile bringt die Implementierung von KI in der diagnostischen Bildgebung jedoch auch Herausforderungen mit sich. Es ist notwendig, die Qualität der zum Trainieren der Algorithmen verwendeten Daten sicherzustellen und die Leistung der Systeme unter realen Bedingungen kontinuierlich zu validieren.

Es ist wichtig, diese KI-Tools nahtlos in den klinischen Arbeitsablauf zu integrieren, um sicherzustellen, dass Radiologen ihr Potenzial in der täglichen Praxis voll ausschöpfen können.

Krankenhäuser auf der ganzen Welt setzen künstliche Intelligenz Systeme ein, um die diagnostische Bildgebung zu verbessern und die Effizienz der radiologischen Dienste zu steigern. Das Mount Sinai Hospital in New York beispielsweise hat ein künstliches Intelligenz System implementiert, das Radiologen dabei hilft, Anomalien in Mammographie Bildern zu erkennen, die Genauigkeit zu erhöhen und den Patiententriage Prozess zu beschleunigen.

Auf ähnliche Weise nutzt das St. Joseph's Hospital in London Algorithmen der künstlichen Intelligenz, um CT-Scans zu analysieren und Anzeichen von Erkrankungen wie Lungenembolien zu erkennen. So lassen sich Diagnose und Behandlung schwerkranker Patienten beschleunigen.

Ein weiteres bemerkenswertes Beispiel ist das Universitätsklinikum Heidelberg in Deutschland, das ein künstliches Intelligenz System implementiert hat, um MRT-Bilder des Gehirns zu analysieren und bei der Diagnose neurodegenerativer Erkrankungen wie Alzheimer und Parkinson zu helfen.

Dieses System ermöglicht eine frühzeitige Erkennung dieser Erkrankungen, wodurch wirksamere therapeutische Eingriffe möglich sind und die Lebensqualität der Patienten verbessert wird.

In den USA hat das Boston Hospital KI eingeführt, um die Planung bildgebender Untersuchungen zu optimieren. Dabei kommen prädiktive Algorithmen zum Einsatz, um Wartezeiten und Geräteverfügbarkeit abzuschätzen. Auf diese Weise wird eine effizientere Verteilung der Ressourcen gewährleistet und die Wartezeit der Patienten verkürzt.

Siemens Healthineers, einer der weltweit führenden Medizintechnik Konzerne, hat mehrere Lösungen für künstliche Intelligenz für den Einsatz in Krankenhäusern entwickelt. Ein Beispiel ist die Software AI-Rad Companion Chest CT, die Algorithmen künstlicher Intelligenz zur Analyse von CT-Scans des Brustkorbs verwendet.

Digitale Transformation und Gesundheit 4.0 – Die neue (R)evolution

Das System erkennt automatisch anatomische Strukturen und Krankheitsbilder und hilft Radiologen, Bilder effizienter und präziser zu interpretieren. Diese Siemens-Lösung steigert die Produktivität des medizinischen Personals und beschleunigt den Diagnoseprozess bei Patienten.

GE Healthcare ist für seine innovativen Lösungen im Bereich der künstlichen Intelligenz im medizinischen Bereich bekannt. Ein Beispiel dafür ist ViosWorks, eine Software für Herz-MRT, die künstliche Intelligenz nutzt, um in einer einzigen Untersuchung detaillierte Bilder und 3D-Rekonstruktionen des Herzens zu erstellen und so Zeit und Ressourcen zu sparen.

Ein weiteres Beispiel ist die Critical Care Suite, eine Anwendung auf Basis künstlicher Intelligenz, die bei der Früherkennung kritischer Zustände auf Röntgenaufnahmen der Brust, wie etwa eines Pneumothorax, hilft, den Diagnoseprozess optimiert und die Ergebnisse für die Patienten verbessert.

Diese GE-Lösungen zeigen, wie KI die Medizin verändert, indem sie schnellere und genauere Diagnosen ermöglicht.

Philips ist auch Vorreiter bei der Integration von KI in die Medizin. IntelliSpace Discovery ist eine Datenanalyse Plattform, die KI nutzt, um Forschern dabei zu helfen, Muster und Erkenntnisse in großen klinischen und bildgebenden Datensätzen zu erkennen.

Zu seinen Lösungen gehört beispielsweise die IntelliSpace AI Workflow Suite, die KI nutzt, um Verwaltungsaufgaben zu automatisieren und die Betriebseffizienz in Krankenhäusern zu verbessern.

Virtuelle Assistenten und Chatbots werden im Gesundheitssektor immer häufiger eingesetzt und bieten sowohl dem medizinischen Fachpersonal als auch den Patienten zahlreiche Vorteile.

Auf Basis künstlicher Intelligenz können sie zur Terminvereinbarung, zur Erkennung von Symptomen, zur Bereitstellung von Informationen zu Medikamenten und Gesundheitszuständen sowie zur emotionalen und pädagogischen Unterstützung von Patienten eingesetzt werden.

Virtuelle Assistenten und Chatbots können dazu beitragen, die Arbeitsbelastung des medizinischen Fachpersonals zu verringern, indem sie einfache Anfragen an automatisierte Systeme weiterleiten. So können sich die Ärzte auf komplexere Fälle konzentrieren und eine qualitativ hochwertige Versorgung gewährleisten.

Ein bemerkenswertes Beispiel für einen virtuellen Assistenten im Gesundheitswesen ist Ask Mayo Clinic", entwickelt von der Mayo Clinic. Dieser virtuelle Assistent beantwortet Fragen zu Symptomen, Krankheiten, Behandlungen und Medikamenten und bietet zuverlässige Informationen auf der Grundlage klinischer Nachweise.

Ein weiteres Beispiel ist „Babylon Health", ein Chatbot, der es Benutzern ermöglicht, Symptome abfragen, personalisierte Gesundheitsratschläge zu erhalten und sogar medizinische Termine aus der Ferne zu vereinbaren, wodurch die Gesundheitsversorgung zugänglicher und bequemer wird.

Künstliche Intelligenz (KI) revolutioniert die personalisierte Medizin. Sie ist in der Lage, große Mengen genomischer und klinischer Daten zu analysieren, um Muster zu erkennen und vorherzusagen, welche Behandlungen für bestimmte Personen am wirksamsten sind.

Durch die Analyse dieser Daten kann KI wertvolle Erkenntnisse über die Reaktion eines Patienten auf bestimmte Medikamente liefern und so eine präzise und individuelle Behandlung der Krankheit ermöglichen.

Die Möglichkeit zur Personalisierung erhöht nicht nur die Erfolgschancen der Behandlung, sondern verringert auch die Nebenwirkungen und bietet den Patienten eine sicherere und wirksamere Behandlung.

Ein konkretes Beispiel für diese Anwendung von KI in der personalisierten Medizin ist die Analyse genomischer Daten zur Identifizierung spezifischer Mutationen, die mit bestimmten Erkrankungen in Zusammenhang stehen.

Auf der Grundlage dieser Informationen können Ärzte gezielte Therapien auswählen, die für das genetische Profil des jeweiligen Patienten am wirksamsten sind, und so die positiven Behandlungsergebnisse maximieren.

KI kann auch dabei helfen, Biomarker zu identifizieren, die auf den Krankheitsverlauf oder das Ansprechen auf die Behandlung hinweisen, wodurch präzisere und zeitgerechte Anpassungen des Therapieplans möglich sind.

Diese Kombination aus Genomdaten und prädiktiver Analytik definiert die Standards im Gesundheitswesen neu und macht personalisierte Medizin zu einer zunehmend zugänglichen und effektiven Realität.

Das Mount Sinai Hospital in New York nutzt KI, um die Genomdaten von Patienten zu analysieren und personalisierte Therapien für Krankheiten wie Krebs und Herz-Kreislauf-Erkrankungen zu entwickeln. Anhand der genetischen Informationen jedes Patienten können Ärzte spezifische Behandlungen verschreiben, die Erfolgsraten erhöhen und Nebenwirkungen minimieren.

Unternehmen wie Tempus und Foundation Medicine sind Beispiele für Organisationen, die im Bereich der personalisierten Medizin mit Hilfe künstlicher Intelligenz tätig sind. Tempus, gegründet von Eric Lefkofsky, verwendet klinische und genomische Datenanalysen, um personalisierte Krebstherapien zu entwickeln und Ärzten zu helfen, fundiertere Behandlungsentscheidungen zu treffen.

Darüber hinaus ist das von Roche übernommene Unternehmen Foundation Medicine auf die Genomsequenzierung von Tumoren spezialisiert und bietet detaillierte Informationen zu den genetischen Merkmalen von Krebserkrankungen, um Ärzte bei der Auswahl der wirksamsten Therapie für ihre Patienten zu unterstützen.

Die Krankheit Vorhersage und das Epidemie Management haben erheblich vom Einsatz von Modellen der künstlichen Intelligenz (KI) profitiert.

Die Modelle können ein breites Spektrum an Daten, darunter Gesundheitsakten, Reisemuster, demografische Informationen und Wetterdaten, analysieren, um potenzielle Krankheitsausbrüche zu identifizieren.

Beispielsweise können KI-Algorithmen Symptom Daten, die in sozialen Medien und auf Gesundheitsplattformen gemeldet werden, schnell verfolgen und analysieren, um geografische Gebiete zu identifizieren, in denen die Fälle einer bestimmten Krankheit zunehmen. So können die Gesundheitsbehörden flexibler reagieren.

KI-Modelle können die Ausbreitung von Krankheiten anhand von Übertragungs Mustern und Bevölkerung Merkmalen vorhersagen.

Durch die Analyse dieser Daten in Echtzeit können KI-Systeme Schätzungen zur Ausbreitung von Krankheiten und zur Wahrscheinlichkeit von Ausbrüchen in verschiedenen Regionen liefern.

In diesem Sinne können die Gesundheitsbehörden Präventivmaßnahmen wie gezielte Impfkampagnen und Reisebeschränkungen ergreifen, um die Ausbreitung von Krankheiten einzudämmen und die Auswirkungen von Epidemien und Pandemien zu verringern.

Zusammenfassend lässt sich sagen, dass KI-Modelle eine entscheidende Rolle bei der Krankheits Vorhersage und dem Epidemie Management spielen, da sie wertvolle Informationen für die Entscheidungsfindung im Bereich der öffentlichen Gesundheit liefern und zum Schutz der Gesundheit der Bevölkerung beitragen.

Als Anwendungsfall für künstliche Intelligenz bei der Krankheits Vorhersage und dem Epidemie Management können wir BlueDot nennen. Das von ihm entwickelte epidemiologische Überwachungssystem verwendet künstliche Intelligenz Algorithmen, um Daten aus mehreren Quellen wie Gesundheitsberichten, Flugdaten, sozialen Medien und Online-Nachrichten zu analysieren, um Muster zu erkennen und potenzielle Krankheitsausbrüche auf der ganzen Welt zu identifizieren.

Im Januar 2020 warnte das BlueDot-System als eines der ersten vor der Verbreitung des neuen Coronavirus und identifizierte Gebiete mit Ausbreitung Risiko, noch bevor die Gesundheitsbehörden ihre Warnungen offiziell herausgaben.

Im Bereich der chirurgischen Robotik revolutioniert künstliche Intelligenz die Durchführung chirurgischer Eingriffe mit größerer Millimeter Präzision und besseren Ergebnissen für die Patienten.

Führende Unternehmen in diesem Segment, wie beispielsweise Intuitive Surgical mit seinem Da Vinci-System, stehen an der Spitze dieser Innovation.

Das daVinci-System kombiniert robotergestützte Präzision mit chirurgischer Führung und ermöglicht so weniger invasive Eingriffe in Bereichen wie der Herz-, Urologie-, Gynäkologie- und Magen-Darm-Chirurgie.

Die Fähigkeit des Systems, feine und komplexe Bewegungen präziser auszuführen, hat zu kürzeren Genesungszeiten und weniger postoperativen Komplikationen geführt und so das Patienten Erlebnis deutlich verbessert.

Wie Intuitive Surgical investieren auch andere Unternehmen in KI-gestützte chirurgische Robotertechnologien.

Medtronic hat beispielsweise das Hugo-System entwickelt, das fortschrittliche künstliche Intelligenz mit hochmoderner Robotik kombiniert, um Chirurgen außergewöhnliche Präzision und Kontrolle zu bieten.

Dieses System ist für ein breites Spektrum chirurgischer Eingriffe konzipiert, von Bauch- und Thoraxoperationen bis hin zu Eingriffen in Bereichen wie Orthopädie und Neurologie.

BIG Data

Big Data im Gesundheitswesen definiert die Art und Weise neu, wie Daten im medizinischen Bereich untersucht und angewendet werden, und eröffnet neue Perspektiven für die Gesundheitsversorgung.

Wie Meyer et al. (2018) hervorhebt, ist die Fähigkeit von Big Data, riesige Informationsmengen aus mehreren Quellen zu verarbeiten, von entscheidender Bedeutung für die Gewinnung wertvoller Informationen, die die Gesundheitsversorgung deutlich verbessern können.

Es handelt sich um eine neue Technologie, die die Art und Weise, wie Daten im medizinischen Bereich genutzt werden, grundlegend verändert.

Bei der Verarbeitung riesiger Informationsmengen aus unterschiedlichen Quellen wie Patientenakten, Genomdaten, Testergebnissen und angeschlossenen medizinischen Geräten bietet Big Data die Möglichkeit, wertvolle Informationen zu extrahieren, die die Gesundheitsversorgung deutlich verbessern können.

Diese technologische Revolution birgt das Potenzial, bedeutende Fortschritte in Bereichen wie Frühdiagnose, personalisierte Behandlung und Krankheitsprävention voranzutreiben.

Wie Housman und Drodze (2015) hervorheben, ist eine der besonderen Eigenschaften von Big Data im Gesundheitswesen die Fähigkeit, Daten schnell und effizient zu verarbeiten.

Mithilfe hochentwickelter Algorithmen und skalierbarer Rechenleistung können Analysen großer Datensätze in Echtzeit durchgeführt werden. So lassen sich Muster und Trends erkennen, die für die klinische Entscheidungsfindung relevant sind.

Eines der Hauptmerkmale von Big Data im Gesundheitswesen ist die Fähigkeit, Daten schnell und effizient zu verarbeiten. Mit fortschrittlichen Algorithmen und skalierbarer Rechenleistung können große Datensätze in Echtzeit analysiert werden, wodurch Muster und Trends erkannt werden können, die für die Patientenversorgung relevant sind.

Dies ist insbesondere in Situationen wichtig, in denen schnelle Entscheidungen erforderlich sind, etwa bei medizinischen Notfällen oder Epidemien.

Big Data im Gesundheitswesen ist nicht nur schnell, sondern kann auch eine Vielzahl von Daten verarbeiten, wie Koca Balli et al. (2019) hervorheben. Gesundheitsdaten können in verschiedenen Formaten vorliegen, darunter Text, Bilder, Audio und Video, und Big Data ist in der Lage, diese heterogenen Informationen auf zusammenhängende Weise zu integrieren und zu analysieren.

Daher ermöglicht es ein umfassenderes Verständnis des Gesundheitszustands der Patienten und eine fundiertere Entscheidungsfindung durch das medizinische Fachpersonal.

Durch die Erkennung individueller Muster und die frühzeitige Vorhersage potenzieller gesundheitlicher Komplikationen sind proaktive und individuelle Behandlungsansätze möglich, die die klinischen Ergebnisse deutlich verbessern und die mit der Gesundheitsversorgung verbundenen Kosten senken können.

Digitale Zwillinge, eine virtuelle Darstellung eines physischen Objekts oder Prozesses in Echtzeit, entwickeln sich zu einem leistungsstarken Werkzeug im Bereich Big Data im Gesundheitswesen.

Diese digitalen Modelle können detaillierte Informationen über die Physiologie, Genetik und Krankengeschichte eines Patienten erfassen und so eine genaue und dynamische Darstellung seines Gesundheitszustands bieten.

Durch die Integration digitaler Zwillinge in Big-Data-Systeme können medizinische Fachkräfte präzisere Simulationen und prädiktive Analysen durchführen und Muster und Zusammenhänge erkennen, die in herkömmlichen Daten möglicherweise nicht offensichtlich sind.

Dies ermöglicht einen individuellen und präventiven Ansatz bei der Patientenversorgung mit frühen Interventionen auf der Grundlage prädiktiver Erkenntnisse.

Blockchain

Blockchain im Gesundheitswesen bezieht sich auf die Anwendung der Blockchain-Technologie im Gesundheitssektor und bietet einen innovativen Ansatz für Datenmanagement und Informationssicherheit.

Nach der Definition von Halamka et al. (2017) ist Blockchain eine „Distributed-Ledger-Technologie, die die Erstellung einer gemeinsamen, unveränderlichen digitalen Aufzeichnung von Transaktionen ermöglicht."

Daher werden die in einer Blockchain aufgezeichneten Informationen in einem dezentralen Computernetzwerk gespeichert, was die Transparenz und Sicherheit erhöht, da jede Transaktion durch Konsens zwischen den Netzwerkteilnehmern validiert und aufgezeichnet wird.

Krawiec (2018) betont, dass die Blockchain im Gesundheitswesen das Versprechen bietet, „die Integrität und Sicherheit von Gesundheitsdaten zu gewährleisten und die

Interoperabilität zwischen Gesundheitssystemen zu verbessern".

Dies ist insbesondere in einer Umgebung wichtig, in der der Austausch von Gesundheitsdaten zwischen unterschiedlichen Systemen und Organisationen häufig mit Sicherheits- und Zuverlässigkeits Problemen verbunden ist.

Der Einsatz der Blockchain kann zur Minderung dieser Herausforderungen beitragen, indem sie eine sichere, unveränderliche Aufzeichnung aller Transaktionen im Bereich der Gesundheitsdaten vom Zeitpunkt ihrer Erstellung bis zu ihrer endgültigen Verwendung bereitstellt.

Diese größere Transparenz und Sicherheit kann zu einem größeren Vertrauen in Gesundheitsinformationen und einer besseren Zusammenarbeit zwischen den verschiedenen Akteuren im Gesundheitssystem führen.

Die Distributed-Ledger-Technologie hat in den letzten Jahren an Bedeutung gewonnen, da sie in verschiedenen

Anwendungsbereichen, darunter auch im Gesundheitswesen, für Transparenz, Sicherheit und Dezentralisierung sorgt.

Er besteht aus einem Netzwerk von Computern (Knoten), die eine identische Kopie eines Transaktions Datensatzes (einen sogenannten „Block") verwalten. Jeder neue Block enthält eine Liste gültiger Transaktionen und ist mit dem vorherigen Block verbunden, sodass eine Blockkette entsteht.

Sobald eine Transaktion in einem Block aufgezeichnet ist, ist sie unveränderlich und kann nicht ohne den Konsens der Mehrheit der Netzwerkteilnehmer geändert werden.

Im Gesundheitssektor bietet Blockchain revolutionäres Potenzial für das medizinische Datenmanagement. Digitale Krankenakten können sicher und dezentral gespeichert werden, sodass Patienten und medizinisches Fachpersonal effizient und sicher auf Informationen zugreifen und diese austauschen können.

Mithilfe der Blockchain-Technologie lässt sich die Geschichte von Medikamenten von der Herstellung bis zur Verteilung zurückverfolgen. So lässt sich ihre Echtheit garantieren und das Risiko von Fälschungen oder Verfälschungen verringern.

Auch mit dem Internet der Dinge (IoT) verbundene medizinische Geräte können in der Blockchain registriert und authentifiziert werden, wodurch die Integrität und Sicherheit der erfassten Daten gewährleistet wird. Darüber hinaus kann die Blockchain eine Lösung sein, um die Einwilligung der Patienten zur Weitergabe von Gesundheitsdaten unter Berücksichtigung ihrer individuellen Präferenzen zu verwalten.

Schließlich erleichtert die Blockchain-Technologie den sicheren Austausch von Forschungsdaten zwischen Institutionen und fördert die Transparenz und Integrität der erzielten Ergebnisse.

Trotz der zahlreichen Vorteile steht die Blockchain im Gesundheitssektor vor großen Herausforderungen.

Skalierbarkeit, Regulierung, Interoperabilität und Datenschutz sind wichtige Aspekte, die berücksichtigt werden müssen.

Wenn man sich jedoch über die Herausforderungen und Vorteile im Klaren ist, hat die Blockchain das Potenzial, die Verwaltung medizinischer Daten zu revolutionieren und Patienten, medizinischem Fachpersonal und Institutionen des Sektors wichtige Vorteile zu bieten.

Blockchain hat das Potenzial, die Art und Weise zu verändern, wie Gesundheitsdaten verwaltet, geteilt und geschützt werden. Durch Sicherheit, Transparenz und Effizienz kann Blockchain eine bessere Zusammenarbeit zwischen den Beteiligten im Gesundheitswesen fördern und so die Qualität der Versorgung verbessern und Innovationen im Gesundheitswesen vorantreiben.

Allerdings müssen Herausforderungen wie Skalierbarkeit, Regulierung und Interoperabilität überwunden werden, damit die Blockchain im Gesundheitswesen ihr volles Potenzial entfalten kann.

Digitale Transformation und Gesundheit 4.0 – Die neue (R)evolution

Roboterchirurgie

Die roboterassistierte Chirurgie ist in der Medizin ein fortschrittlicher Ansatz, der Robotertechnologie mit chirurgischen Techniken kombiniert, um Eingriffe präzise und kontrolliert durchzuführen.

Laut Shah, Amin und Gopal (2021) werden dabei von Chirurgen gesteuerte Robotersysteme eingesetzt, um Eingriffe mit größerer Präzision und Geschicklichkeit durchzuführen, als dies allein mit menschlichen Händen möglich wäre.

Diese Technologie bietet ein breites Anwendungsspektrum in verschiedenen chirurgischen Fachgebieten, von der Herz- und Urologie Chirurgie bis hin zu gynäkologischen und gastrointestinalen Eingriffen.

Laut Gagner und Dubuc (2018) ist die roboterassistierte Chirurgie durch die Verwendung einer Roboterplattform gekennzeichnet, die aus Gelenkarmen und miniaturisierten chirurgischen Instrumenten besteht.

Die Roboterarme werden vom Chirurgen über eine Befehlskonsole gesteuert, die die präzisen Bewegungen der Hände des Chirurgen an Instrumente im Körper des Patienten überträgt.

Daher ist eine feinere und präzisere Manipulation des Gewebes während der Operation möglich, was zu kleineren Einschnitten, weniger Schäden am umliegenden Gewebe und einer schnelleren Genesung des Patienten führt.

Die chirurgische Robotik bietet im Vergleich zu herkömmlichen Methoden eine Reihe von Vorteilen, darunter eine höhere Präzision, kürzere Krankenhausaufenthalte, weniger Blutverlust während der Operation und ein geringeres Risiko postoperativer Komplikationen.

Die hochauflösende Visualisierung durch Robotersysteme ermöglicht dem Chirurgen eine vergrößerte und detaillierte Sicht auf das Operationsfeld und erleichtert so die präzise Identifizierung und Entfernung erkrankten Gewebes.

Die Automatisierung führt auch zu erheblichen Fortschritten in der Telemedizin, da Chirurgen mithilfe ferngesteuerter Robotersysteme Eingriffe aus der Ferne durchführen können.

Daher kann es den Zugang zu spezialisierter chirurgischer Versorgung in abgelegenen oder unterversorgten Gebieten erleichtern und die Zusammenarbeit zwischen Chirurgen an verschiedenen geografischen Standorten ermöglichen.

Mit anderen Worten: Die roboterassistierte Chirurgie stellt eine wichtige Weiterentwicklung der chirurgischen Praxis dar und bietet eine einzigartige Kombination aus Präzision, Kontrolle und Zugänglichkeit, von der sowohl Patienten als auch medizinisches Fachpersonal profitieren.

Der Trend geht dahin, dass künstliche Intelligenz deutliche Fortschritte hinsichtlich Effizienz und Sicherheit von Abläufen erzielen wird.

Für Wang et al. (2019) bezieht sich KI in der Roboterchirurgie auf die Fähigkeit von Robotersystemen, Daten zu lernen, Muster zu erkennen und während Operationen autonome Entscheidungen zu treffen. Diese Fähigkeit ist wichtig, um die Präzision der Bewegungen des Roboters zu verbessern und die Unterstützung des Chirurgen zu verbessern.

Die Anwendung von KI in der roboterassistierten Chirurgie umfasst mehrere Bereiche, von der präoperativen Planung bis zur Durchführung des Eingriffs.

Bei der Planung können KI-Algorithmen medizinische Bilder wie CT-Scans und MRTs analysieren, um bei der Identifizierung anatomischer Strukturen zu helfen und die beste Operations Strategie festzulegen (Patel et al., 2020).

Während einer Operation können KI-Systeme Patientendaten wie Vitalzeichen und physiologische Parameter kontinuierlich überwachen und den Chirurgen auf Veränderungen aufmerksam machen, die ein sofortiges Eingreifen erfordern.

Tatsächlich treibt KI in der Roboterchirurgie auch Innovationen bei der Entwicklung neuer chirurgischer Techniken und Verfahren voran. Wie Smith et al. (2021) hervorhebt, ermöglicht die Fähigkeit der KI, große Datenmengen zu verarbeiten und komplexe Analysen durchzuführen, die Entwicklung personalisierter chirurgischer Ansätze, die an die spezifischen Bedürfnisse jedes Patienten angepasst sind.

In diesem Zusammenhang ist der Einsatz von Algorithmen des maschinellen Lernens von Vorteil, um die Flugbahn chirurgischer Instrumente zu optimieren, Traumata des umliegenden Gewebes zu minimieren und die postoperative Genesung zu beschleunigen.

Und schließlich stellt, wie Jones et al. (2018) hervorheben, die Integration von KI in die roboterassistierte Chirurgie einen bedeutenden Fortschritt in der Medizin dar, da sie eine leistungsstarke Kombination aus roboterassistierter Präzision und künstlicher Intelligenz ermöglicht.

Diese Kombination dürfte die chirurgische Praxis revolutionieren, indem sie vorhersehbare Ergebnisse ermöglicht, die Behandlungsdauer verkürzt und die klinischen Ergebnisse für die Patienten verbessert.

Augmented Reality (AR) und Virtual Reality (VR)

Augmented Reality (AR) und Virtual Reality (VR) revolutionieren die medizinische Praxis und bieten eine Reihe von Anwendungsmöglichkeiten, von der Ausbildung medizinischer Fachkräfte bis hin zur Operationsplanung und Patienten Rehabilitation.

AR verbindet virtuelle Elemente mit der realen Umgebung, während VR eine vollständig virtuelle Umgebung schafft. Beide Technologien bieten wichtige Vorteile für das Gesundheitswesen.

Laut Dr. Rafael Grossmann, einem Pionier auf dem Gebiet der Anwendung von Augmented Reality in Arztpraxen, haben diese Technologien „das Potenzial, die Arbeitsweise von Ärzten und die Art und Weise, wie Patienten die Medizin erleben, zu verändern."

Zu den Vorteilen gehört eine intensive und realistische Ausbildung für medizinisches Fachpersonal, das komplexe

Verfahren in einer simulierten Umgebung üben kann, bevor man sie an echten Patienten durchführt.

Darüber hinaus erleichtern AR und VR die präoperative Planung, indem sie Chirurgen ermöglichen, Organe und anatomische Strukturen in 3D zu betrachten, was die Präzision und die Ergebnisse von Operationen verbessern kann.

Diese Technologien können bei der Rehabilitation von Patienten eingesetzt werden, indem sie interaktive virtuelle Umgebungen bereitstellen, die Bewegung und aktive Teilnahme an der Genesung fördern. Mit dem technologischen Fortschritt dürften AR und VR immer zugänglicher und in die klinische Praxis integriert werden und spannende neue Möglichkeiten für die Medizin der Zukunft bieten.

Gesetze zum Schutz von Gesundheitsdaten

Allgemeine Gesetze zum Schutz medizinischer Daten sind von wesentlicher Bedeutung, um die Privatsphäre und Sicherheit der persönlichen Daten von Patienten im Rahmen der Gesundheitsversorgung zu gewährleisten.

Diese Gesetze legen Richtlinien und Vorschriften für die Verwendung, Speicherung und Weitergabe von Gesundheitsdaten fest, mit dem Ziel, die Rechte und die Privatsphäre der Menschen zu schützen.

Laut Kumar und Puraswani (2020) werden Gesetze zum Schutz von Gesundheitsdaten definiert als „eine Reihe von Rechtsvorschriften, die die Erhebung, Verarbeitung, Speicherung und Weitergabe von Gesundheitsinformationen regeln, mit dem Ziel, die Privatsphäre und Vertraulichkeit von Patientendaten zu schützen."

Für Greenberg (2021) ist „Datenschutz von entscheidender Bedeutung, um die Integrität und Vertraulichkeit von Gesundheitsinformationen zu wahren und mögliche Verstöße zu verhindern, die schwerwiegende Folgen für die Betroffenen haben könnten."

Ohne einen starken Rechtsrahmen können persönliche Gesundheitsdaten Risiken ausgesetzt sein, die von Betrug bis hin zu Diskriminierung reichen.

Eine der wichtigsten Grundlagen dieser Gesetze ist die informierte Zustimmung. Patienten müssen angemessen darüber informiert werden, wie ihre Gesundheitsdaten erhoben, verwendet und weitergegeben werden, und müssen dieser Vorgehensweise ausdrücklich zustimmen.

Eine informierte Einwilligung ist unerlässlich, um sicherzustellen, dass die Patienten die Kontrolle über ihre Informationen haben und fundierte Entscheidungen bezüglich ihrer Privatsphäre treffen können.

Wie D'Amour und Feizi (2018) erklären, ist „die informierte Zustimmung ein grundlegendes ethisches Prinzip, das den

Gesetzen zum Schutz medizinischer Daten zugrunde liegt und sicherstellt, dass die Patienten Autonomie und Kontrolle über ihre persönlichen Daten haben."

Zu den Grundsätzen gehört auch die Notwendigkeit der Datensicherheit und Vertraulichkeit, einschließlich Maßnahmen zum Schutz der Daten vor unberechtigtem Zugriff, Missbrauch, Verlust oder Verletzung.

Um die Integrität und Vertraulichkeit der Patientendaten zu gewährleisten, müssen Gesundheitsorganisationen entsprechende Sicherheitskontrollen wie Verschlüsselung, Benutzerauthentifizierung und Zugriff Prüfungen implementieren.

Li et al. (2019) heben hervor, dass „Datensicherheit ein wesentlicher Bestandteil der Datenschutzgesetze im Gesundheitswesen ist und gewährleistet, dass die persönlichen Daten der Patienten vor Cyber Sicherheitsbedrohungen und anderen Schwachstellen geschützt sind."

Eine weitere Richtlinie ist die Datenanonymisierung. Dabei handelt es sich um den Vorgang, bei dem personenbezogene Daten geändert oder aus Datensätzen entfernt werden, sodass die Personen, auf die sich die Daten beziehen, nicht mehr identifiziert werden können.

Machanavajjhala et al. (2007) definieren Datenanonymisierung als „den Prozess der Modifizierung von Daten, um Informationen, die bestimmte Einzelpersonen identifizieren könnten, zu entfernen oder zu verschleiern, sodass die Daten irreversibel anonym werden."

Zu diesem Prozess gehören Techniken wie das Entfernen direkter Identifikatoren wie Namen und Identifikationsnummern sowie die Anwendung statistischer Methoden, um individuelle Merkmale der Daten zu maskieren und so sicherzustellen, dass die Identität der Personen geschützt bleibt.

Die Anonymisierung von Daten ist unerlässlich, um die Vertraulichkeit und Sicherheit personenbezogener Daten zu gewährleisten, insbesondere in Kontexten, in denen Daten weitergegeben oder für Forschungs-, Analyse- oder andere sekundäre Zwecke verwendet werden.

Pseudonymisierung wird von Machanavajjhala et al. (2007) definiert. Unter Pseudonymisierung versteht man „das Ersetzen direkter Kennungen eines Datensatzes durch fiktive Kennungen, sodass Datensätze miteinander verknüpft werden können, ohne die Identität der einzelnen Personen preiszugeben."

Mithilfe dieser Technik können Daten weiterhin effektiv für legitime Zwecke wie Forschung und Analyse verwendet werden, während gleichzeitig die Identität des Einzelnen geschützt und das Risiko von Datenschutzverletzungen minimiert wird.

Pseudonymisierung wird häufig in Verbindung mit anderen Datenschutzmaßnahmen, wie etwa Verschlüsselung, verwendet, um die Sicherheit und den Schutz personenbezogener Daten zu gewährleisten.

Der globale Kontext des Gesundheits Datenschutzes ist sehr unterschiedlich und spiegelt die unterschiedlichen Ansätze und Prioritäten der einzelnen Länder wider.

In den USA legt der Health Insurance Portability and Accountability Act (HIPAA) Standards zum Schutz der Privatsphäre medizinischer Informationen fest, während in der Europäischen Union die Datenschutz-Grundverordnung (DSGVO) einen umfassenden Ansatz zum Datenschutz, einschließlich Gesundheitsdaten, bietet.

Laut Johnson (2020) „spiegelt die Vielfalt der Datenschutzbestimmungen auf der ganzen Welt die Komplexität und Bedeutung des Schutzes von Gesundheitsinformationen in unterschiedlichen kulturellen und rechtlichen Kontexten wieder."

Historisch betrachtet nahm die Entwicklung der Datenschutzgesetze im Gesundheitswesen im späten 20. Jahrhundert Fahrt auf, als die Digitalisierung medizinischer Unterlagen immer üblicher wurde.

In den USA wurde 1996 der HIPAA verabschiedet, der einen Wendepunkt im Schutz von Gesundheitsinformationen darstellen. Das Gesetz legt Sicherheits- und Datenschutzstandards zum Schutz der medizinischen Daten von Patienten fest.

In der Europäischen Union ersetzte die im Jahr 2018 in Kraft getretene DSGVO die alte Datenschutzrichtlinie aus dem Jahr 1995. Sie erweiterte die Rechte des Einzelnen hinsichtlich seiner personenbezogenen Daten und legte Organisationen strengere Pflichten auf.

Heute ist die Bedeutung von Datenschutzgesetzen im Gesundheitswesen angesichts der zunehmenden Digitalisierung von Gesundheitsdienstleistungen und der verstärkten Nutzung von Technologien wie Big Data und künstlicher Intelligenz noch deutlicher.

Der Schutz von Gesundheitsdaten verhindert nicht nur Datenschutzverletzungen, sondern gewährleistet auch, dass technologische Innovationen ethisch und sicher entwickelt und umgesetzt werden.

Greenberg (2021) betont, dass „die Einhaltung der Datenschutzgesetze von entscheidender Bedeutung ist, um sicherzustellen, dass neue Technologien im Gesundheitswesen in einer Weise eingesetzt werden, die die Rechte und die Privatsphäre der Patienten respektiert."

Zu den Herausforderungen bei der Umsetzung und Aufrechterhaltung wirksamer Gesetze zum Schutz medizinischer Daten gehören die rasante technologische Entwicklung, die bestehende Gesetze überholen kann, und die Notwendigkeit einer Harmonisierung weltweiter Vorschriften.

Johnson (2020) weist darauf hin, dass „eine der größten Herausforderungen darin besteht, sicherzustellen, dass die Gesetze flexibel genug sind, um mit der technologischen Innovation Schritt zu halten und gleichzeitig einen starken Schutz für Gesundheitsdaten zu gewährleisten."

In Zukunft werden die Datenschutzgesetze im Gesundheitswesen wahrscheinlich eine stärkere internationale Zusammenarbeit und die Übernahme bewährter Verfahren zur Bewältigung neuer Herausforderungen mit sich bringen.

RGPD

Hierbei handelt es sich um eine Gesetzgebung der Europäischen Union (RGPD), die im Mai 2018 in Kraft getreten ist. Ihr Hauptziel besteht darin, den Schutz der personenbezogenen Daten von EU-Bürgern zu stärken und zu vereinheitlichen und die Art und Weise zu regeln, wie Organisationen diese Daten verarbeiten.

Die Einwilligung ist ein zentrales Element der RGPD "DSGVO".. Kurz gesagt handelt es sich dabei um eine freie, spezifische, informierte und eindeutige Willensbekundung der betroffenen Person, mit der diese durch eine Erklärung oder eindeutige positive Handlung akzeptiert, dass ihre personenbezogenen Daten verarbeitet werden.

Das Recht auf Daten Übertragbarkeit wiederum ermöglicht es Einzelpersonen, ihre personenbezogenen Daten in einem strukturierten, allgemein verwendeten und maschinenlesbaren Format zu erhalten und diese Daten, sofern technisch möglich, ungehindert an eine andere Organisation zu übermitteln.

Daher haben Einzelpersonen die Möglichkeit, ihre Daten von einem Unternehmen auf ein anderes zu übertragen, was den Austausch zwischen Dienstanbietern erleichtert.

Diese Rechte zielen darauf ab, die Kontrolle des Einzelnen über seine eigenen personenbezogenen Daten zu stärken und Transparenz, Verantwortlichkeit und den Schutz der Privatsphäre in der digitalen Umgebung zu fördern.

Gesundheitseinrichtungen müssen darauf vorbereitet sein, umgehend auf Anfragen von Einzelpersonen zu Datenzugriff und -übertragbarkeit zu reagieren, und zwar gemäß den Anforderungen der DSGVO.

Ein weiterer Punkt ist die Meldung von Datenschutzverletzungen. Damit ist die Verpflichtung von Organisationen gemeint, die zuständigen Aufsichtsbehörden und in manchen Fällen auch die Einzelpersonen selbst zu benachrichtigen, wenn es zu einer Datenschutzverletzung kommt, die ein Risiko für die Rechte und Freiheiten von Personen darstellen könnte.

Organisationen müssen eine detaillierte Beschreibung der Art des Verstoßes, der möglichen Folgen und der ergriffenen Maßnahmen zur Behebung des Verstoßes vorlegen.

Mit der Meldung von Datenschutzverletzungen soll in erster Linie sichergestellt werden, dass Aufsichtsbehörden und betroffene Personen über Datenschutzvorfälle informiert werden, damit sie geeignete Schritte zum Schutz ihrer Rechte unternehmen und bei Bedarf Abhilfemaßnahmen ergreifen können.

Für Organisationen, die gegen die Bestimmungen der DSGVO verstoßen, sind Sanktionen vorgesehen, darunter empfindliche Geldbußen bei Nichteinhaltung der Datenschutzvorschriften.

Abhängig von der Schwere des Verstoßes und der Reaktion der Organisation auf die von den Datenschutzbehörden vorgeschlagenen Korrekturmaßnahmen können die Geldbußen bis zu 20 Millionen Euro oder bis zu 4 % des weltweiten Jahresumsatzes der Institution betragen. Dies gilt für schwerwiegende Verstöße wie fehlende Daten Einwilligung, Verstöße gegen grundlegende Grundsätze der Datenverarbeitung, mangelnde Transparenz und das Nichtbeantwortung von Anfragen zum Datenzugriff oder zur Datenlöschung.

Bei weniger schwerwiegenden Verstößen können Geldbußen von bis zu 10 Millionen Euro oder bis zu 2 % des weltweiten Jahresumsatzes des Unternehmens verhängt werden (je nachdem, welcher Betrag höher ist).

Hierzu können beispielsweise Verstöße gegen Verwaltungsvorschriften gehören, etwa das Unterlassen eines Verzeichnisses der Datenverarbeitung, das Unterlassen einer Datenschutz-Folgenabschätzung oder das Unterlassen der fristgerechten Meldung einer Datenschutzverletzung an die zuständigen Behörden.

HIPAA

HIPAA ist ein US-Gesetz aus dem Jahr 1996, das Standards für den Schutz und die Sicherheit von Gesundheitsinformationen festlegt. Es gilt für Organisationen, Anbieter, Pläne und Unternehmen, die Gesundheitsdaten im Auftrag dieser Einrichtungen verarbeiten.

Legt klare Regeln fest, wer unter welchen Umständen und zu welchen Zwecken auf geschützte Gesundheitsinformationen (PHI) zugreifen kann.

HIPAA verlangt eine schriftliche Genehmigung der Patienten, bevor ihre Gesundheitsinformationen an Dritte weitergegeben werden, gewährt den Patienten wichtige Rechte an ihren Krankenakten und verlangt den Schutz persönlicher Kennungen, um eine falsche Identifizierung der Patienten zu verhindern.

Darüber hinaus befasst sich die Gesetzgebung mit der Sicherheit von Gesundheitsdaten und erfordert technische, administrative und physische Sicherheitsvorkehrungen, um die Informationen vor unbefugtem Zugriff, Missbrauch und Offenlegung zu schützen.

Die Strafen gemäß dem Health Insurance Portability and Accountability Act (HIPAA) gelten für Gesundheitsorganisationen und andere abgedeckte Einrichtungen, die gegen die Bestimmungen verstoßen. Sie variieren je nach Schwere des Verstoßes und den spezifischen Umständen des Falls.

Das US-Gesundheitsministerium (HHS) kann zivilrechtliche Strafen verhängen, die sich nach der Schwere des Verstoßes richten.

Die Kosten können zwischen 100 und 50.000 US-Dollar pro Verstoß liegen, mit einer jährlichen Obergrenze von 1.500.000 US-Dollar je Verstoßart.

In schwerwiegenden Fällen vorsätzlicher oder grob fahrlässiger Verstöße gegen die HIPAA-Bestimmungen kann das

HHS den Fall zur Untersuchung und möglichen strafrechtlichen Verfolgung an das US-Justizministerium weiterleiten.

Strafrechtliche Verstöße können zu Gefängnisstrafen und empfindlichen Geldbußen für die verantwortlichen Personen oder Organisationen führen.

Zusätzlich zu zivil- und strafrechtlichen Geldbußen kann das HHS Verwaltungssanktionen wie Schlichtungsvereinbarungen, Korrekturanordnungen und Compliance-Überwachungen verhängen, um sicherzustellen, dass die Organisation ihre Praktiken korrigiert und den HIPAA einhält.

Die HIPAA-Sanktionen sollen die Einhaltung der gesetzlich festgelegten Datenschutz- und Sicherheitsstandards durch Gesundheitsorganisationen gewährleisten und den Schutz der Gesundheitsinformationen einzelner Personen sowie die Sicherheit von Gesundheitsdaten im Allgemeinen fördern.

Laut Appari und Johnson (2010) ist HIPAA von entscheidender Bedeutung, da es gewährleistet, dass vertrauliche medizinische Informationen vor unbefugtem Zugriff geschützt sind und gleichzeitig die für den Informationsaustausch zwischen Gesundheitsdienstleistern erforderliche Flexibilität ermöglicht, um die Qualität der Versorgung zu verbessern.

Die Gesetzgebung verpflichtet Gesundheitsorganisationen zudem dazu, physische, administrative und technische Sicherheitsvorkehrungen zum Schutz der Gesundheitsdaten von Patienten zu treffen, was im Kontext der zunehmenden Digitalisierung von Krankenakten von entscheidender Bedeutung ist.

Laut Rouse (2014) schützt HIPAA nicht nur die Privatsphäre der Patienten, sondern fördert auch das Vertrauen der Öffentlichkeit in das digitale Gesundheitssystem.

Die Einhaltung des HIPAA ist unerlässlich, um den Patienten die Gewissheit zu geben, dass ihre Gesundheitsdaten mit höchster Vertraulichkeit und Sicherheit behandelt werden, was wiederum für die Akzeptanz und Einführung digitaler Gesundheitstechnologien von entscheidender Bedeutung ist.

HIPAA legt klare Anforderungen für die Reaktion auf Datenschutzverletzungen fest und hilft Organisationen im Gesundheitswesen, besser auf Sicherheitsvorfälle vorbereitet zu sein und die Auswirkungen potenzieller Datenschutzverletzungen zu minimieren.

Als Beispiel für tatsächliche Fälle, in denen Bußgelder verhängt wurden, können wir den Krankenversicherer Anthem Inc. nennen, der sich im Jahr 2018 bereit erklärte, eine Rekordstrafe in Höhe von 16 Millionen US-Dollar zu zahlen, nachdem es aufgrund von Sicherheitsverstößen und unzureichenden Datenschutzpraktiken zu einem Datenleck gekommen war, bei dem die Gesundheitsinformationen von 79 Millionen Menschen offengelegt wurden.

Das Massachusetts General Hospital musste 2011 eine Geldstrafe von einer Million Dollar zahlen, nachdem die

Krankenakten von 192 Patienten verloren gegangen waren. Der Vorfall ereignete sich, als ein Krankenhausmitarbeiter vertrauliche Dokumente in einem Zug liegen ließ.

Ebenfalls im Jahr 2011 wurde Cignet Health, eine medizinische Klinik in Maryland, mit einer Geldstrafe von 4,3 Millionen US-Dollar belegt, weil sie sich weigerte, Patienten auf Anfrage Krankenakten auszuhändigen. Dies sind nur einige Beispiele für Fälle, in denen aufgrund von HIPAA-Verstößen hohe Geldstrafen verhängt wurden.

LGPD

Das Allgemeine Datenschutzgesetz (LGPD) ist eine brasilianische Gesetzgebung, die im September 2020 in Kraft getreten ist.

Sein Ziel besteht darin, die Verarbeitung personenbezogener Daten, einschließlich Gesundheitsdaten, durch Unternehmen und Organisationen in Brasilien zu regeln, mit dem Ziel, die Privatsphäre der Bürger zu schützen und die Kontrolle über ihre persönlichen Daten zu gewährleisten.

Es orientiert sich stark an der DSGVO der Europäischen Union und legt klare Richtlinien für die Nutzung, Speicherung und Weitergabe personenbezogener Daten fest.

Laut Doneda und Medaglia (2019) ist das LGPD von grundlegender Bedeutung, da es einen klaren Regulierungsrahmen für die Erhebung, Speicherung und Verarbeitung personenbezogener Daten schafft und sowohl den

Daten Eigentümern als auch den Unternehmen mehr Rechtssicherheit bietet.

Dieses Gesetz verpflichtet Organisationen dazu, technische und administrative Maßnahmen zum Schutz personenbezogener Daten zu ergreifen, die wichtig sind, um die Vertraulichkeit und Integrität der Informationen zu gewährleisten.

Laut Ferreira und Almeida (2020) schützt das LGPD nicht nur die Privatsphäre der Menschen, sondern fördert auch das öffentliche Vertrauen in die Nutzung digitaler Technologien.

Die Einhaltung des LGPD ist unerlässlich, um den Benutzern die Gewissheit zu geben, dass ihre Daten verantwortungsvoll und sicher behandelt werden. Dies fördert die Akzeptanz und Nutzung digitaler Dienste.

Zu den Sanktionen, die für Organisationen vorgesehen sind, die gegen die Bestimmungen verstoßen, gehören Verwarnungen, Geldbußen von bis zu 2 % des Jahresumsatzes des Unternehmens (begrenzt auf 50 Millionen R$ pro Verstoß) und die teilweise oder vollständige Aussetzung der Datenverarbeitung Aktivitäten.

PIPEDA

Der Personal Information Protection and Electronic Documents Act (PIPEDA) ist ein kanadisches Gesetz, das die Erhebung, Verwendung und Offenlegung personenbezogener Daten durch Unternehmen des privaten Sektors regelt.

Seit seiner Einführung im Jahr 2001 zielt PIPEDA darauf ab, die Privatsphäre der Menschen durch die Festlegung von Regeln für die Erhebung, Verwendung und Weitergabe personenbezogener Daten zu schützen.

Zu den zentralen Aspekten des Gesetzes gehören die Anforderung einer ausdrücklichen Zustimmung zur Erhebung und Verwendung personenbezogener Daten, die Beschränkung der Verwendung dieser Daten auf bestimmte Zwecke, das Recht natürlicher Personen auf Zugriff und Korrektur ihrer eigenen Daten sowie die Verpflichtung von Organisationen, die Sicherheit und den Schutz personenbezogener Daten zu gewährleisten.

Laut Greenberg und Roos (2015) ist PIPEDA von entscheidender Bedeutung, um die Privatsphäre der Menschen im Kontext einer schnell wachsenden digitalen Umgebung zu schützen.

Darüber hinaus verpflichtet PIPEDA dazu, geeignete Sicherheitsmaßnahmen zu ergreifen, um persönliche Daten vor Verlust, Diebstahl oder unberechtigtem Zugriff zu schützen und so das Vertrauen der Verbraucher in elektronische Transaktionen und die digitale Wirtschaft zu stärken.

Bennett und Raab (2018) weisen darauf hin, dass PIPEDA auch eine entscheidende Rolle bei der Harmonisierung der Datenschutzpraktiken in Kanada mit internationalen Standards spielt und den grenzüberschreitenden Handel und die Zusammenarbeit erleichtert.

Durch die Einhaltung des PIPEDA-Gesetzes können kanadische Unternehmen sicherstellen, dass ihre Geschäftstätigkeiten den globalen Datenschutzbestimmungen, wie etwa der DSGVO in Europa, entsprechen und so einen weltweit einheitlichen Ansatz für den Datenschutz fördern.

PIPEDA gilt für Organisationen, die in Kanada geschäftlich tätig sind, und wird vom kanadischen Datenschutzbeauftragten überwacht, der befugt ist, Beschwerden zu untersuchen und Sanktionen gegen Organisationen zu verhängen, die die gesetzlichen Bestimmungen nicht einhalten.

Zu den verhängten Sanktionen gehören Untersuchungen, Anhörungen und Zustimmung Vereinbarungen, die vom kanadischen Datenschutzbeauftragten durchgeführt werden. Bei Verstößen kann der Beauftragte Korrektur Anordnungen erlassen und beim kanadischen Bundesgericht Geldbußen beantragen.

Datenschutzgesetz

Das australische Datenschutzgesetz von 1988 ist ein wichtiges Gesetz, das regelt, wie Organisationen und Regierungsbehörden personenbezogene Daten erheben, verwenden, speichern und weitergeben.

Eine der größten Herausforderungen für diese Gesetzgebung ist, wie Clarke (2019) erörtert, die rasante technologische Entwicklung, die die Grenzen des Gesetzes ständig austesten.

Clarke argumentiert, dass die ständige Weiterentwicklung digitaler Technologien wie Big Data, künstliche Intelligenz und das Internet der Dinge (IoT) kontinuierliche Aktualisierungen und Anpassungen der Gesetzgebung erfordert, um sicherzustellen, dass die Privatsphäre der Menschen wirksam geschützt bleibt.

Gesetzeslücken und Unklarheiten können ausgenutzt werden und so die Privatsphäre der Bürger gefährden. Das Fehlen einer flexiblen Reaktion der Regulierungsbehörden, um das Datenschutzgesetz an neue technologische Realitäten und sich entwickelnde Geschäftspraktiken anzupassen, ist eine große Herausforderung, die angegangen werden muss, um das öffentliche Vertrauen und den Schutz personenbezogener Daten aufrechtzuerhalten.

Herausforderungen des RGPD

Mit dem technologischen Fortschritt und der zunehmenden Digitalisierung von Informationen auf der ganzen Welt ist der Schutz personenbezogener Daten zu einem immer dringlicheren globalen Anliegen geworden. Als Reaktion auf dieses Anliegen haben mehrere Gerichtsbarkeiten Datenschutzgesetze erlassen, um die Verarbeitung personenbezogener Daten durch Organisationen zu regeln und die Privatsphäre und Sicherheit des Einzelnen zu gewährleisten.

Der länderübergreifende Charakter der Daten und die Vielfalt der Datenschutzgesetze in den verschiedenen Ländern stellen für Unternehmen und Regierungen weltweit jedoch erhebliche Herausforderungen dar.

Die Harmonisierung von Standards stellt für global tätige Organisationen eine Herausforderung dar, da in den verschiedenen Rechtsräumen unterschiedliche Datenschutzgesetze gelten. Dies ist mit hohen Kosten, einem hohen Verwaltungsaufwand und dem Risiko der Nichteinhaltung verbunden.

Um diese Herausforderungen zu bewältigen, verfolgen Unternehmen in der Regel einen globalen Compliance-Ansatz und implementieren Richtlinien und Verfahren, die in ihrem gesamten Betrieb den höchsten Datenschutzstandards entsprechen.

Auch die internationale Zusammenarbeit und der Austausch bewährter Verfahren sind von entscheidender Bedeutung, um die Harmonisierung und Vereinfachung der Datenschutzgesetze weltweit voranzutreiben.

Die Sicherheit von Gesundheitsdaten ist in einer zunehmend digitalisierten Welt eine Herausforderung. Mit der Verbreitung elektronischer Gesundheitsakten, vernetzter medizinischer Geräte und Telemedizin sind Gesundheitsorganisationen einer wachsenden Vielfalt von Cyber Bedrohungen ausgesetzt, die die Privatsphäre und Integrität von Patientendaten gefährden können.

Um diese Herausforderungen zu bewältigen, investieren Unternehmen in fortschrittliche Cybersicherheit Technologien, fördern eine Kultur der Sensibilisierung ihrer Mitarbeiter und arbeiten proaktiv mit anderen Beteiligten der Branche zusammen, um Bedrohungen rechtzeitig zu erkennen und einzudämmen.

Die Sicherheit medizinischer Daten ist nicht nur eine ethische Priorität, sondern auch eine regulatorische Anforderung mit erheblichen Auswirkungen auf das Vertrauen der Patienten und den Ruf von Gesundheitsorganisationen.

Die Einführung neuer Technologien wie künstlicher Intelligenz (KI) bietet spannende Möglichkeiten zur Verbesserung der Gesundheitsversorgung, da sie genauere Diagnosen, personalisierte Behandlungen und ein besseres Management von Gesundheitsdaten ermöglicht.

Allerdings muss ein Gleichgewicht zwischen technologie getriebener Innovation und dem Schutz der Privatsphäre der Patientendaten gefunden werden. Da KI auf große Datenmengen angewiesen ist, um Algorithmen zu trainieren und zu verbessern, gibt es Bedenken hinsichtlich der Sicherheit und Vertraulichkeit dieser Daten.

Daher müssen Gesundheitsorganisationen robuste Maßnahmen zur Cybersicherheit und zum Datenschutz implementieren und sicherstellen, dass die Patienten die Kontrolle über die Erfassung, Verwendung und Weitergabe ihrer Informationen haben.

Tatsächlich ist es für Gesundheitsorganisationen von entscheidender Bedeutung, Datenschutzbestimmungen wie die DSGVO in der Europäischen Union und das LGPD in Brasilien einzuhalten, die strenge Anforderungen an die Verarbeitung personenbezogener Daten stellen.

Hierzu gehört die Implementierung von Datenschutzpraktiken durch Design und die Durchführung von Datenschutz-Folgenabschätzungen, um sicherzustellen, dass die Privatsphäre der Patienten in jeder Phase der Entwicklung und Implementierung KI-basierter Technologien berücksichtigt wird.

Indem sie die richtige Balance zwischen Innovation und Datenschutz finden, können Gesundheitsorganisationen den Nutzen der Technologie maximieren und gleichzeitig das Vertrauen und die Sicherheit der Patienten gewährleisten.

Aufklärung und Bewusstsein über Rechte und Pflichten im Zusammenhang mit Gesundheitsdaten sind sowohl für Patienten als auch für medizinisches Fachpersonal von entscheidender Bedeutung.

Patienten sollten sich über ihre Datenschutzrechte im Klaren sein, darunter das Recht auf Zugriff, Korrektur und Kontrolle der Verwendung ihrer Gesundheitsinformationen.

Andererseits sollten Angehörige der Gesundheitsberufe in den Best Practices für Datenschutz und Cybersicherheit geschult werden, um sicherzustellen, dass sie über die relevanten Gesetze und Vorschriften informiert sind, wie etwa HIPAA in den USA und LGPD in Brasilien.

Sie sollten sich darüber im Klaren sein, wie wichtig es ist, vor der Weitergabe der Gesundheitsinformationen der Patienten deren Einwilligung nach erfolgter Aufklärung einzuholen und entsprechende Schritte zum Schutz der Vertraulichkeit und Integrität der Gesundheitsdaten unternehmen.

Indem wir die Aufklärung und Sensibilisierung von Patienten und medizinischem Fachpersonal fördern, können wir den Schutz von Gesundheitsdaten stärken und eine Kultur der Sicherheit und des Datenschutzes im Gesundheitssektor fördern.

Die Vielfalt der Datenschutzgesetze in den verschiedenen Ländern stellt für Unternehmen und Regierungen, die in mehreren Rechtsräumen tätig sind, eine erhebliche Herausforderung dar. Um die Einhaltung der Gesetze und den Schutz individueller Rechte zu gewährleisten, ist ein globaler und kollaborativer Ansatz erforderlich.

Sicherheitsmaßnahmen und Cyber Sicherheitsrisiken

Verschlüsselung ist eine Technik zum Schutz der Vertraulichkeit und Integrität von Informationen, indem sie diese für unbefugte Personen unlesbar macht.

Im Gesundheitswesen spielt die Verschlüsselung eine Schlüsselrolle beim Schutz sensibler Patientendaten wie medizinische Informationen, Diagnosen, Krankenakten und Behandlungsdaten.

Wie Martín et al. (2019) hervorheben, liegt die Bedeutung der Verschlüsselung im Gesundheitswesen in der Notwendigkeit, die Sicherheit und Vertraulichkeit von Patientendaten zu gewährleisten und sie vor unbefugtem Zugriff, Sicherheitsverletzungen und Missbrauch zu schützen.

Durch die Verschlüsselung dieser Informationen können Gesundheitseinrichtungen das Risiko von Hackerangriffen und Cyberangriffen erheblich reduzieren und gleichzeitig sicherstellen, dass die Daten vertraulich bleiben und geschützt sind.

Die Zugriffskontrolle ist eine entscheidende Sicherheitsmaßnahme im Gesundheitswesen. Ihr Ziel ist es, den Zugriff auf Gesundheitsinformationen zu regeln und zu überwachen und nur autorisiertem Personal den Zugriff auf vertrauliche Patientendaten zu ermöglichen, diese zu ändern oder freizugeben.

Laut Schreiber et al. (2016) spielt die Zugriffskontrolle eine entscheidende Rolle beim Schutz der Vertraulichkeit und Privatsphäre von Gesundheitsinformationen, indem sie gewährleistet, dass nur autorisiertes medizinisches Fachpersonal auf die Krankenakten der Patienten zugreifen kann.

Diese Maßnahme trägt dazu bei, das Risiko von Sicherheitsverletzungen und unbefugtem Zugriff zu verringern, indem sie Daten vor Missbrauch oder unbefugter Offenlegung schützt.

Durch die Zugriffskontrolle können Gesundheitseinrichtungen strengere Sicherheitsrichtlinien implementieren und Datenschutzbestimmungen wie HIPAA in den USA und GDPR in der Europäischen Union einhalten, wodurch das Vertrauen der Patienten gestärkt und die Integrität der Daten gewahrt wird. Medizinische Aufzeichnungen.

Malware und Ransomware sind Arten bösartiger Software, die darauf ausgelegt sind, Geräte, Informationssysteme oder Computernetzwerke zu beschädigen, darauf zuzugreifen oder sie illegal zu kontrollieren.

Malware ist ein allgemeiner Begriff, der eine Vielzahl bösartiger Programme umfasst, darunter Viren, Würmer, Trojaner und Spyware, die zum Stehlen vertraulicher Informationen, zur Beschädigung von Systemen oder für andere schädliche Aktivitäten verwendet werden können.

Ransomware hingegen ist eine spezielle Art von Schadsoftware, die Systemdateien verschlüsselt oder den Zugriff auf Geräte blockiert und eine Lösegeldzahlung verlangt, um den Zugriff wiederherzustellen oder die Dateien zu entschlüsseln.

Laut Check Point Software Technologies Ltd., einem führenden Unternehmen für Cyber Sicherheit, ist Malware „schädlicher Software Code, der darauf ausgelegt ist, Schäden an einem Computer, Server oder Netzwerk zu verursachen."

Diese Schadsoftware kann auf verschiedene Weise verbreitet werden, etwa über Phishing-E-Mails, infizierte Websites, Dateidownloads oder kompromittierte USB-Geräte.

Ähnlich verhält es sich mit Ransomware, die als „eine Art von Schadsoftware beschrieben wird, die Dateien auf einem Computersystem oder Mobilgerät verschlüsselt und vom Benutzer ein Lösegeld verlangt, um den Zugriff auf die Daten freizuschalten."

Diese Definition unterstreicht den erpresserischen Charakter von Ransomware. Ihr Ziel besteht darin, die Opfer zur

Zahlung eines Lösegelds zu zwingen, um wieder Zugriff auf ihre Daten zu erhalten.

Die oben genannten Bedrohungen stellen ernste Risiken für die Informationssicherheit dar und können Unternehmen und Einzelpersonen erheblichen Schaden zufügen. Daher ist es wichtig, sich durch robuste Cyber Sicherheitsmaßnahmen vor Malware und Ransomware zu schützen.

Phishing ist eine Technik, die von Cyberkriminellen verwendet wird, um Menschen auszutricksen und ihnen vertrauliche Informationen wie Passwörter, Finanzdaten oder personenbezogene Daten zu entlocken.

Dies geschieht normalerweise über E-Mails, Textnachrichten, Telefonanrufe oder betrügerische Websites, die sich als legitime Einrichtungen wie Banken, Unternehmen oder Gesundheitseinrichtungen ausgeben.

Betrüger bringen ihre Opfer häufig dazu, auf schädliche Links zu klicken, ihre persönlichen Daten preiszugeben oder infizierte Dateien herunterzuladen, und gefährden so die Sicherheit ihrer Daten.

Im Gesundheitssektor können Patienten, medizinisches Fachpersonal und Mitarbeiter medizinischer Einrichtungen Ziel von Phishing-Attacken sein.

Kriminelle können beispielsweise gefälschte E-Mails versenden, die wie offizielle Mitteilungen von Krankenhäusern oder Krankenversicherern aussehen und in denen sie vertrauliche Patientendaten wie Sozialversicherungsnummern, Geburtsdaten oder Zahlungsinformationen anfordern.

Tatsächlich können Betrüger Phishing-Techniken verwenden, um sich Zugang zu elektronischen Patientenakten Systemen oder Krankenhaus Netzwerken zu verschaffen und versuchen, vertrauliche Daten zu stehlen oder Störungen bei der Gesundheitsversorgung zu verursachen.

Phishing im Gesundheitswesen kann schwerwiegende Folgen haben, darunter die Gefährdung der Privatsphäre der

Patienten, der Diebstahl vertraulicher medizinischer Informationen, ein unbefugter Zugriff auf Gesundheitssysteme und die Unterbrechung medizinischer Leistungen.

Daher ist es wichtig, dass sich Gesundheitsorganisationen und -fachkräfte dieser Bedrohungen bewusst sind und robuste Cyber Sicherheits Maßnahmen wie Schulungen zum Sicherheitsbewusstsein, Phishing-Erkennungssysteme und Datenschutzrichtlinien implementieren, um sich vor Phishing-Angriffen zu schützen und die Sicherheit von Gesundheitsinformationen zu gewährleisten.

Bei Softwarefehlern handelt es sich um Bugs, Programmierfehler oder Schwachstellen in digitalen Gesundheitssystemen und -anwendungen, die von Cyber Angreifern ausgenutzt werden können, um auf vertrauliche Informationen zuzugreifen oder die Integrität und Verfügbarkeit von Daten zu gefährden.

Diese Fehler können verschiedene Ursachen haben, beispielsweise Codierungsfehler, fehlende Sicherheitsupdates, mangelhafte Software Designs oder die fehlende Implementierung geeigneter Sicherheitsprotokolle.

Die oben genannten Schwachstellen können auf verschiedene Weise genutzt werden, beispielsweise durch SQL-Injection-Angriffe, Denial-of-Service-Angriffe (DDoS), Ausnutzung offener Ports oder Authentifizierungsfehler.

Sobald Angreifer diese Schwachstellen identifizieren und ausnutzen, können sie unbefugten Zugriff auf Gesundheitssysteme, elektronische Krankenakten, mit dem Internet der Dinge (IoT) verbundene medizinische Geräte oder andere vertrauliche medizinische Informationen erhalten.

Die Folgen von Softwarefehlern im Bereich der digitalen Gesundheit können schwerwiegend sein und reichen vom Abfluss persönlicher medizinischer Informationen über die Unterbrechung von Gesundheitsdienstleistungen bis hin zur Beeinträchtigung der Integrität von Krankenakten, einer Schädigung des Rufs von Gesundheitseinrichtungen und sogar einer Gefährdung der Patientensicherheit.

Daher ist es von entscheidender Bedeutung, dass Entwickler von Gesundheitssoftware sichere Entwicklungspraktiken anwenden, strenge Sicherheitstests durchführen und geeignete Cyber Schutzmaßnahmen implementieren, um diese Schwachstellen zu beseitigen und die Privatsphäre und Sicherheit der Gesundheitsdaten zu schützen.

Strategien zur Minderung von Cyberrisiken im Gesundheitswesen sind proaktive Maßnahmen von Gesundheitsorganisationen, um die Wahrscheinlichkeit und die Auswirkungen von Cyber Angriffen auf ihre Informationstechnologie (IT)-Systeme und -Infrastruktur zu verringern.

Diese Strategien umfassen eine Reihe technischer, organisatorischer und Governance-Ansätze, die sensible Gesundheitsdaten schützen und die Sicherheit und Vertraulichkeit von Patienteninformationen gewährleisten sollen.

Zu den wichtigsten Strategien gehört die Implementierung strenger Cybersicherheitsmaßnahmen wie Firewalls, Angriffserkennungssysteme, Datenverschlüsselung, Multi-Faktor-Authentifizierung und regelmäßige Software-Updates zur Behebung bekannter Schwachstellen.

Darüber hinaus sollten Gesundheitsorganisationen regelmäßige Risikobewertungen durchführen, um potenzielle Bedrohungen und Schwachstellen in ihren Systemen und Netzwerken zu identifizieren, sowie Aktionspläne für Vorfälle entwickeln, um Cyberangriffe rechtzeitig zu bekämpfen.

Eine weitere wichtige Strategie besteht in der Sensibilisierung und Schulung von Mitarbeitern und medizinischem Fachpersonal im Bereich Cybersicherheit mit dem Ziel, sie über bewährte Sicherheits Praktiken, die Erkennung von Bedrohungen und die Meldung von Sicherheitsvorfällen aufzuklären.

Hierzu gehört die Förderung einer Cyber Sicherheitskultur innerhalb der Organisation, in der alle Mitarbeiter die Bedeutung des Schutzes von Gesundheitsdaten verstehen und sich für die Verhinderung von Sicherheitsverstößen einsetzen.

Laut der Autoren Eric D. Perakslis und Kevin Fu ist die Cyber Sicherheit im Gesundheitswesen „kein technisches Problem, sondern ein Problem der Patientensicherheit."

Sie betonen, wie wichtig es ist, die Herausforderungen der Cybersicherheit im Gesundheitswesen als Frage der Patientensicherheit anzugehen, und erkennen an, dass die Integrität und Verfügbarkeit von Gesundheitsdaten für die Bereitstellung einer sicheren und wirksamen Versorgung von entscheidender Bedeutung sind.

Daher müssen Strategien zur Minderung von Cyberrisiken im Gesundheitswesen darauf ausgerichtet sein, die Sicherheit, Privatsphäre und Vertraulichkeit von Patienteninformationen zu schützen und sicherzustellen, dass Gesundheitssysteme und -geräte widerstandsfähig gegen Cyber Bedrohungen sind.

Startups und Medtech in der Medizin

Medizintechnik-Startups und -Unternehmen, sogenannte Medtechs, spielen eine grundlegende Rolle bei der Innovation und Transformation des Gesundheitssektors.

Mithilfe innovativer technologischer Lösungen wollen diese Unternehmen die Diagnose, Behandlung und Bewältigung von Krankheiten verbessern und darüber hinaus eine zugängliche und wirksamere Versorgung der Patienten ermöglichen.

Ihre Agilität und ihr Fokus auf die Einführung neuer Technologien haben zu bedeutenden Fortschritten in der Medizin geführt und versprechen eine gesündere und vernetzte Zukunft.

Ein Startup ist ein aufstrebendes Unternehmen, das ein innovatives und skalierbares Geschäftsmodell entwickeln möchte und dabei im Allgemeinen in einem Umfeld der Unsicherheit und des Risikos agiert.

Digitale Transformation und Gesundheit 4.0 – Die neue (R)evolution

Eric Ries, Autor des Buches „The Lean Startup", definiert ein Startup als „eine menschliche Institution, die darauf ausgelegt ist, unter Bedingungen extremer Unsicherheit ein neues Produkt oder eine neue Dienstleistung zu schaffen."

Diese Unternehmen starten oft mit begrenzten Ressourcen, streben jedoch ein schnelles, nachhaltiges Wachstum durch Experimente, schnelle Anpassung und kontinuierliches Streben nach Marktchancen an.

Das Hauptziel eines Startups besteht darin, ein Produkt oder eine Dienstleistung zu finden, die die Marktbedürfnisse auf einzigartige und effektive Weise erfüllt. Dabei werden häufig etablierte Normen in Frage gestellt und bahnbrechende Innovationen eingeführt.

In den letzten Jahren hat der Bereich der Medizin aufgrund technologischer Innovationen einen bedeutenden Wandel erlebt.

Startups spielen bei der Transformation der Medizin eine immer wichtigere Rolle. Sie arbeiten in verschiedenen Bereichen daran, Innovationen voranzutreiben und die Gesundheitsversorgung zu verbessern.

Ein solcher Bereich ist die digitale Gesundheit, in der Startups mobile Apps, Online-Plattformen und vernetzte Geräte entwickeln, um Patienten den Zugriff auf medizinische Informationen, die Überwachung ihres Gesundheitszustands und die Behandlung chronischer Krankheiten zu erleichtern.

Diese Lösungen bieten den Patienten mehr Komfort und Autonomie und versorgen das medizinische Fachpersonal gleichzeitig mit Echtzeitdaten.

Tatsächlich revolutionieren Startups die Telemedizin, indem sie virtuelle Arztkonsultationen anbieten, die geografische Barrieren beseitigen und den Zugang zur Gesundheitsversorgung verbessern, insbesondere in abgelegenen Gebieten.

Digitale Transformation und Gesundheit 4.0 – Die neue (R)evolution

Ein weiteres Betätigungsfeld für Startups im Medizinbereich ist die künstliche Intelligenz (KI) und Datenanalyse. Dabei kommen hochentwickelte Algorithmen zum Einsatz, um große Mengen medizinischer Informationen zu interpretieren und daraus nützliche Informationen für Diagnosen, Prognosen und Behandlungen zu generieren.

Diese Lösungen werden in Bereichen wie Radiologie, Pathologie, Genomik und Präzisionsmedizin angewendet und helfen medizinischem Fachpersonal, präzisere und personalisierte Entscheidungen zu treffen.

Einige konzentrieren sich auf die Verbesserung der Effizienz und Qualität von Gesundheitssystemen, die Entwicklung von Lösungen für die elektronische Verwaltung von Patientenakten, die Optimierung von Krankenhaus Prozessen, die Logistik von Medikamenten und medizinischem Bedarf sowie die Einbindung der Patienten.

Diese Initiativen zielen darauf ab, die Betriebskosten zu senken, die Koordinierung der Behandlung zu verbessern und die Patientenzufriedenheit zu erhöhen und so zum Aufbau nachhaltigerer und patientenorientierte der Gesundheitssysteme beizutragen.

Im Gegensatz zu herkömmlichen Strukturen im Gesundheitswesen haben Startups die Möglichkeit, schnell zu experimentieren und zu iterieren und so den Fortschritt in der Medizin zu beschleunigen.

Dies führt zur Entwicklung neuer Therapien, fortschrittlicher medizinischer Geräte und wirksamerer Behandlungsansätze, von denen die Patienten durch moderne und effizientere Versorgungsmöglichkeiten direkt profitieren.

Ein weiterer wichtiger Vorteil von Startups im Medizinbereich ist die Personalisierung und Anpassung von Gesundheitslösungen an die spezifischen Bedürfnisse der Patienten.

Mithilfe von Technologien wie künstlicher Intelligenz und Datenanalyse können diese Unternehmen hochgradig personalisierte Therapien und Eingriffe entwickeln, bei denen die genetischen, umweltbedingten und Lebensstilfaktoren jedes Einzelnen berücksichtigt werden.

Daher spielen medizinische Startups eine entscheidende Rolle bei der Förderung der ökologischen Nachhaltigkeit im Gesundheitssektor. Durch Innovationen bei Materialien, Produktionstechnologien und nachhaltigen Geschäftspraktiken reduzieren diese Unternehmen die Umweltauswirkungen der Gesundheitsbranche, indem sie Abfall, Emissionen und den Verbrauch natürlicher Ressourcen minimieren.

In diesem Szenario stehen viele medizinische Startups vor Herausforderungen im Hinblick auf die Akzeptanz und Übernahme durch medizinisches Fachpersonal und Patienten.

Ärzte und andere Gesundheitsdienstleister stoßen häufig auf Widerstand gegen Veränderungen und scheuen sich möglicherweise, neue Technologien oder Behandlungsansätze einzuführen.

Auch das mangelnde Bewusstsein über die Vorteile der von Startups entwickelten Lösungen und der Bedarf an zusätzlicher Schulung können ihrer Einführung im Wege stehen.

Schließlich stehen medizinische Startups vor Herausforderungen hinsichtlich ihrer finanziellen Nachhaltigkeit und ihres Geschäftsmodells. Viele dieser Unternehmen agieren in einem äußerst wettbewerbsintensiven Umfeld, in dem schnelle Innovation und Skalierbarkeit für den Erfolg von entscheidender Bedeutung sind.

Um aktiv zu bleiben, haben sich diese innovativen Unternehmen zu Technologiezentren mit Universitäten, Krankenhäusern, Herstellern, Laboren und anderen Akteuren der Gesundheitsbranche zusammengeschlossen.

Medtech, die Abkürzung für „Medical Technology" (Medizintechnik) im Englischen, bezeichnet den Einsatz von Technologie zur Entwicklung innovativer und fortschrittlicher Lösungen im Gesundheitsbereich.

Obwohl es für Medizintechnik keine spezifische Definition durch einen bestimmten Autor gibt, wird der Begriff in der Industrie und Literatur allgemein als Kombination aus Medizin und Technik anerkannt.

Zu diesen Technologien können medizinische Geräte, Diagnose Ausrüstung, medizinische Software, mobile Anwendungen und andere Innovationen gehören, die auf eine Verbesserung der Gesundheitsversorgung, Diagnose, Behandlung und Überwachung von Patienten abzielen.

Diese Unternehmen stehen an vorderster Front, wenn es um die Einführung neuer Technologien wie künstliche Intelligenz, Big Data-Analyse und moderne medizinische Geräte geht.

Durch die Integration dieser Technologien in medizinische Lösungen können Medizintechnologien die Diagnose, Behandlung und das Management von Krankheiten deutlich verbessern und den Patienten eine präzise und individuelle Hilfe bieten.

Im Vergleich zu herkömmlichen Gesundheitseinrichtungen sind Medizintechniker häufig agiler und flexibler und können so innovative Lösungen schneller und effizienter entwickeln und implementieren.

Diese Fähigkeit ist insbesondere in einem sich ständig weiterentwickelnden Gesundheitswesen wertvoll, in dem die Fähigkeit, sich schnell an Veränderungen anzupassen, von wesentlicher Bedeutung ist.

Durch die Zusammenarbeit mit medizinischem Fachpersonal und anderen Interessengruppen können Medizintechniker maßgeschneiderte Lösungen hervorbringen, die auf spezielle Bedürfnisse eingehen und Patienten, Ärzten und Gesundheitseinrichtungen konkrete Vorteile bieten.

Daten Interoperabilität im Gesundheitswesen

Die Interoperabilität von Gesundheitsdaten ist ein entscheidender Bereich. Dabei geht es um die Fähigkeit von Gesundheitssystemen, Informationen effektiv und sicher über verschiedene Plattformen und Organisationen hinweg auszutauschen und zu nutzen.

Laut Kern et al. (2016) kann Daten Interoperabilität im Gesundheitswesen definiert werden als „die Fähigkeit verschiedener Gesundheitssysteme und -organisationen, zusammenzuarbeiten, um Gesundheitsinformationen im gesamten Gesundheitswesen effektiv zu nutzen."

Andererseits definiert HIMSS (Healthcare Information and Management Systems Society) Daten Interoperabilität als „die Fähigkeit von Gesundheitssystemen, innerhalb und zwischen Organisationen zusammenzuarbeiten und Gesundheitsinformationen auf genaue, konsistente und nützliche Weise auszutauschen."

Diese Definition betont die Bedeutung der Genauigkeit, Konsistenz und Nützlichkeit gemeinsam genutzter Informationen und verdeutlicht, dass sich Interoperabilität nicht nur auf den Datenaustausch beschränkt, sondern auch auf die Fähigkeit, diese Informationen auf sinnvolle Weise zur Unterstützung klinischer und operativer Entscheidungen zu nutzen.

Interoperabilität im Gesundheitswesen umfasst verschiedene Ebenen, von denen jede einen bestimmten Grad an Komplexität im Informationsaustausch zwischen Systemen darstellt.

Die erste Ebene, die sogenannte grundlegende Interoperabilität, ist für die Herstellung der Kommunikation zwischen verschiedenen Systemen von entscheidender Bedeutung. Sie ermöglicht die Übertragung von Daten, garantiert jedoch nicht deren Interpretation oder ordnungsgemäße Verwendung.

Als Nächstes kommt die syntaktische Interoperabilität, bei der Systeme nicht nur kommunizieren, sondern auch Daten in standardisierten Formaten und Strukturen austauschen, wodurch eingehende Daten leichter verstanden und integriert werden können.

Schließlich ermöglicht die semantische Interoperabilität nicht nur einen strukturierten Austausch, sondern auch die Interpretation der Bedeutung der ausgetauschten Daten. Dabei werden kontrollierte Vokabulare und standardisierte Ontologien verwendet, um eine konsistente Interpretation zu gewährleisten.

Diese Ebenen sind für den Aufbau einer integrierten und effizienten digitalen Gesundheitsinfrastruktur von entscheidender Bedeutung.

Indem Gesundheitsorganisationen von der grundlegenden zur syntaktischen und schließlich zur semantischen Interoperabilität übergehen, können sie sicherstellen, dass Daten effektiv ausgetauscht, richtig verstanden und gemäß den Vorschriften verwendet werden, was zu einer besseren Versorgungsqualität und Betriebseffizienz führt.

Auch die organisatorische Interoperabilität spielt eine wichtige Rolle, denn sie koordiniert und integriert Geschäftsprozesse und Richtlinien zwischen verschiedenen Gesundheitseinrichtungen, um eine effektive und sichere Zusammenarbeit beim Datenaustausch zu gewährleisten.

Zusammenfassend lässt sich sagen, dass verschiedene Ebenen der Interoperabilität – von der grundlegenden bis zur semantischen – für den Aufbau eines integrierten Gesundheitssystems von entscheidender Bedeutung sind.

Jede Ebene stellt einen Schritt in der Entwicklung einer digitalen Infrastruktur dar, die den Informationsaustausch zwischen Gesundheitssystemen erleichtert und so genaue Diagnosen, personalisierte Behandlungen und einen effizienten und wirtschaftlichen Betrieb ermöglicht.

Daher ergänzt die organisatorische Interoperabilität diese Ebenen und gewährleistet einen sicheren und gesetzeskonformen Datenaustausch, wodurch eine wirksame Zusammenarbeit zwischen den Gesundheitseinrichtungen gefördert wird.

Durch den Übergang von den grundlegenden zur syntaktischen und semantischen Interoperabilität und schließlich zur organisatorischen Interoperabilität können Gesundheitsorganisationen sicherstellen, dass Daten effektiv ausgetauscht, richtig verstanden und sicher sowie den Vorschriften entsprechend verwendet werden. Dies führt zu einer besseren Pflegequalität und Betriebseffizienz.

Es gibt eine Reihe wichtiger Vorteile für medizinisches Fachpersonal und Patienten. Erstens ermöglicht die Interoperabilität den Fachkräften den Zugriff auf vollständige und aktuelle Patienteninformationen, was genauere Diagnosen und personalisierte Behandlungen ermöglicht.

Dies liegt daran, dass die Verfügbarkeit der relevanten Daten bei Bedarf gewährleistet ist und die Wahrscheinlichkeit medizinischer Fehler aufgrund unvollständiger oder falsch interpretierter Informationen sinkt.

Durch die Beseitigung von Redundanzen und die Vereinfachung administrativer Prozesse fördert die Interoperabilität einen effizienteren und kostengünstigeren Betrieb innerhalb von Gesundheitssystemen und setzt Zeit und Ressourcen frei, die zur Verbesserung der Patientenversorgung eingesetzt werden können.

Für Patienten bedeutet Daten Interoperabilität eine bessere Kontinuität in der Versorgung. Durch einen effizienten Informationsaustausch zwischen verschiedenen Gesundheitsdienstleistern müssen Untersuchungen und Verfahren seltener wiederholt werden, was zu einem nahtloseren und integrierteren Erlebnis führt.

Die Implementierung der Interoperabilität im Gesundheitswesen ist mit einer Reihe komplexer

Herausforderungen verbunden, die für ihren Erfolg bewältigt werden müssen.

Eines der Haupthindernisse ist die Inkompatibilität der Datenstandards zwischen verschiedenen Systemen, die eine effiziente Integration und den Informationsaustausch erschwert.

Diese Unterschiede in Formaten und Strukturen können zu Schwierigkeiten bei der Interpretation und Verwendung der Daten führen und so die Wirksamkeit des gesamten Systems beeinträchtigen.

Auch die Weitergabe sensibler Daten, etwa von Gesundheitsinformationen von Patienten, erfordert strenge Sicherheitsmaßnahmen und die Einhaltung von Datenschutzbestimmungen wie der DSGVO in Europa und dem HIPAA in den USA.

Auch die Anpassung bestehender Systeme und die Implementierung neuer Technologien stellt eine Herausforderung dar, da hierfür erhebliche Investitionen an finanziellen und technischen Ressourcen erforderlich sein können.

Die Komplexität der Aktualisierung bestehender Systeme und die Integration neuer Technologielösungen kann für viele Gesundheitsorganisationen eine erhebliche Hürde darstellen. Sie erfordert eine enge Zusammenarbeit zwischen mehreren Beteiligten, darunter Gesundheitsdienstleister, Technologieentwickler, Regulierungsbehörden und Patienten.

Die Koordinierung dieser Bemühungen und die Abstimmung der Interessen erfordert häufig einen strategischen und vielschichtigen Ansatz, was die Komplexität des Implementierungsprozesses weiter erhöht.

Es gibt mehrere Interoperabilitäts Initiativen und -standards, die eine Schlüsselrolle bei der Förderung des effektiven Austauschs von Gesundheitsdaten zwischen Systemen und Organisationen spielen. Eine dieser Initiativen ist FHIR (Fast Healthcare Interoperability Resources), das von HL7 entwickelt wurde und einen Standard für den Austausch elektronischer Gesundheitsdaten festlegt.

FHIR erleichtert die Integration von Gesundheitssystemen, indem es einen gemeinsamen Rahmen für den Informationsaustausch definiert und so eine bessere Interoperabilität zwischen verschiedenen Plattformen und Anwendungen fördert.

Eine weitere wichtige Initiative ist IHE (Integrating the Healthcare Enterprise), die die Interoperabilität von Gesundheits-IT-Systemen fördert.

IHE definiert Integrationsprofile, die die Implementierung von Standards leiten, die Integration von Gesundheitssystemen erleichtern und einen effizienten und genauen Datenaustausch gewährleisten.

Organisationen wie das ONC (Office of the National Coordinator for Health Information Technology) in den USA und das EU eHealth Network in Europa spielen eine wichtige Rolle bei der Entwicklung von Richtlinien und Programmen zur Förderung der Interoperabilität und Gewährleistung der Einhaltung von Datensicherheits- und Datenschutzbestimmungen.

Diese Initiativen und Standards sind von entscheidender Bedeutung, um die Zusammenarbeit zwischen Gesundheitssystemen voranzutreiben und einen effektiven und sicheren Informationsaustausch zum Nutzen von Patienten und medizinischem Fachpersonal zu ermöglichen.

Der Datenaustausch im Gesundheitswesen ist für die Schaffung eines effizienten, sicheren und patientenorientierten Gesundheitssystems von entscheidender Bedeutung. Zwar gibt es bei der Umsetzung erhebliche Herausforderungen, doch die potenziellen Vorteile machen die Interoperabilität zu einem wichtigen Ziel für Gesundheitsorganisationen auf der ganzen Welt.

Kommandozentrale

Daten Interoperabilität im Gesundheitswesen ist von entscheidender Bedeutung, um die Effizienz von Kommandozentralen und Kontrollzentren zu verbessern, die die Abläufe in Gesundheitseinrichtungen koordinieren.

Es ermöglicht die Integration von Systemen und Geräten und erleichtert den Informationsaustausch in Echtzeit zwischen verschiedenen Bereichen. Dies verbessert die Betriebseffizienz, die Koordinierung der Pflege und die Notfallreaktion, indem es eine stärker datenbasierte Entscheidungsfindung ermöglicht.

Die „Kommandozentrale", auch Kontrollraum genannt, ist eine zentralisierte Umgebung, die mit modernster Technologie und Überwachungsinstrumenten ausgestattet ist und dazu dient, Vorgänge in verschiedenen Sektoren wie Sicherheit, Transport, Gesundheitswesen und Notfällen in Echtzeit zu überwachen und zu verwalten.

Smith et al. (2016) betonen, dass diese Zentren eine umfassende und integrierte Vision der laufenden Aktivitäten bieten und so eine effiziente Koordination und schnelle Reaktion auf kritische Ereignisse oder Situationen ermöglichen.

Laut Jones (2018) sind „Kommandozentralen" typischerweise mit Kameraüberwachungssystemen, interaktiven Bedienfeldern, Videobildschirmen und Datenanalysesoftware ausgestattet, um Informationen in Echtzeit zu verfolgen und zu analysieren.

Mithilfe dieser Technologien können die Betreiber laufende Ereignisse überwachen, neu auftretende Probleme oder Trends schnell erkennen und fundierte Entscheidungen zur Optimierung der Betriebsleistung treffen.

Für Brown (2020) dienen „Kommandozentralen" auch als Kommunikations- und Koordinationszentren und ermöglichen die Zusammenarbeit zwischen verschiedenen Teams und Abteilungen.

Über integrierte Kommunikationssysteme können die Betreiber sofort kommunizieren, relevante Informationen austauschen und wirksame Reaktionen auf Notfälle oder unvorhergesehene Situationen koordinieren.

Daher spielen „Kommandozentralen" eine grundlegende Rolle bei der effizienten Verwaltung und Koordinierung komplexer Operationen in verschiedenen Sektoren, indem sie einen integrierten, schnellen und fundierten Überblick über laufende Aktivitäten bieten.

Die Implementierung von Kommandozentralen im Gesundheitswesen stellt einen bedeutenden Fortschritt bei der Verwaltung und Durchführung von Gesundheitsdiensten dar.

Inspiriert von Kommandozentralen in Branchen wie der Luftfahrt und dem Militär sind diese High-Tech-Zentren darauf ausgelegt, Krankenhausabläufe in Echtzeit zu überwachen, zu koordinieren und zu optimieren.

Das Hauptziel besteht darin, die Effizienz, die Patientensicherheit und die Qualität der Versorgung zu verbessern.

Ein Kommandozentrum im Gesundheitswesen ist eine grundlegende Infrastruktur für die effektive und koordinierte Verwaltung verschiedener Vorgänge innerhalb einer medizinischen Einrichtung.

Zu seinen Funktionen gehört die Echtzeitüberwachung wichtiger Indikatoren wie Betten Verfügbarkeit, Patientenfluss und Nutzung medizinischer Ressourcen.

Diese kontinuierliche Überwachungsfunktion ermöglicht eine schnelle Reaktion auf Unfallereignisse und eine Optimierung der Betriebsabläufe, um eine effiziente und qualitativ hochwertige Patientenversorgung zu gewährleisten.

Ein Gesundheits-Kommandozentrum spielt nicht nur bei der Überwachung eine entscheidende Rolle, sondern auch bei der Datenanalyse. Mit Hilfe von fortschrittlichen Analyse- und künstlichen Intelligenz Tools ist es möglich, große Mengen klinischer und operativer Daten zu verarbeiten, um relevante Muster, Trends und Erkenntnisse zu erkennen.

Diese Analysefähigkeit dient der strategischen Entscheidungsfindung und ermöglicht ein proaktives und evidenzbasiertes Management.

Die Ressourcen Koordination ist eine weitere wesentliche Funktion eines Kommandozentrums im Gesundheitswesen. Durch integrierte Systeme erleichtert das Kommandozentrum die effiziente Zuweisung von medizinischem Personal, Geräten, Medikamenten und anderen Ressourcen und stellt sicher, dass diese verfügbar sind, wann und wo sie am dringendsten benötigt werden. Dies optimiert den Arbeitsablauf und minimiert die Ressourcenüberlastung in bestimmten Bereichen der Einrichtung.

Durch die Verwaltung von Betten und Patientenfluss überwachen Sie die Belegung und erkennen Optimierungsmöglichkeiten, um Wartezeiten zu verkürzen. Dies führt zu einem reibungsloseren und zufriedenstellenderen Patientenerlebnis und trägt zur betrieblichen Effizienz der Einrichtung bei.

Ein weiterer Punkt ist die Erleichterung der Kommunikation und Zusammenarbeit durch die Bereitstellung einer zentralen Plattform für den Informationsaustausch zwischen medizinischen, administrativen und Support-Teams.

Diese integrierte Echtzeitkommunikation ist für eine koordinierte Reaktion auf Notfallsituationen und eine fundierte Entscheidungsfindung auf allen Ebenen der Gesundheitseinrichtung von entscheidender Bedeutung.

Daher sind die Vorteile eines Health Command Centers vielfältig und wirken sich sowohl positiv auf das interne Management medizinischer Einrichtungen als auch auf die Qualität der Patientenversorgung aus.

Erstens bietet die Implementierung eines Kommandozentrums eine umfassende Echtzeitansicht des

Krankenhausbetriebs und ermöglicht so flexiblere und fundiertere Entscheidungen.

Durch die Überwachung wichtiger Indikatoren wie Bettenbelegung, Patientenfluss und Ressourcenverfügbarkeit ermöglicht das Command Center den Managern, Bereiche mit Überlastung, Engpässen oder Notfallbedarf schnell zu identifizieren und Lösungen sowie sofortige Maßnahmen zur Optimierung des Krankenhausbetriebs zu implementieren.

Durch die Verarbeitung großer Mengen klinischer und betrieblicher Informationen liefert Command Center wertvolle Informationen zur Verbesserung interner Prozesse, zur effizienteren Ressourcenzuweisung und zur Antizipation künftiger Anforderungen.

Auch bei der Implementierung eines Command Centers im Gesundheitswesen gibt es eine Reihe von Herausforderungen und wichtigen Überlegungen, die berücksichtigt werden müssen. Erstens kann die Integration heterogener Systeme und Datenquellen ein großes Hindernis darstellen.

Kulturelle und organisatorische Veränderungen sind ein entscheidender Aspekt, den es zu berücksichtigen gilt. Die Einführung eines Kommandozentrums erfordert eine Änderung der Denkweise und Arbeitsweise der medizinischen und administrativen Teams.

Es ist wichtig, medizinisches Fachpersonal einzubinden und zu schulen, damit es den Wert der Kommandozentrale erkennt und bereit ist, neue Prozesse und Technologien zu übernehmen.

Dies erfordert kontinuierliche Schulungs- und Kommunikation Anstrengungen, um die Zustimmung und Zusammenarbeit aller Beteiligten sicherzustellen.

Eine weitere Herausforderung besteht darin, die Zuverlässigkeit und Genauigkeit der vom Command Center verwendeten Daten sicherzustellen. Die Datenqualität ist für eine durchsetzungsstarke und effektive Entscheidungsfindung von entscheidender Bedeutung.

Um sicherzustellen, dass die analysierten Informationen korrekt, aktuell und vollständig sind, müssen Mechanismen zur Qualitätssicherung und Datenverwaltung implementiert werden.

Die Anforderungen bestehen darin, Datenerfassungsprozesse zu standardisieren, Verifizierungs- und Validierungsprotokolle zu implementieren und klare Verantwortlichkeiten zur Aufrechterhaltung der Datenqualität zu definieren.

Es muss unbedingt sichergestellt werden, dass Command Center Datenschutzbestimmungen wie die DSGVO in Europa und HIPAA in den USA einhält und dass geeignete Cyber Sicherheitsmaßnahmen implementiert werden, um die Daten vor unbefugtem Zugriff oder Verstößen zu schützen.

Die finanziellen Investitionen und Ressourcen, die für die Implementierung und Wartung eines Kommandozentrums erforderlich sind, sind nicht zu unterschätzende Aspekte. Der Aufbau und Betrieb eines Kommandozentrums erfordert erhebliche Investitionen in technologische Infrastruktur, Spezialsoftware, qualifiziertes Personal und Schulungen.

Daher ist es wichtig, eine sorgfältige Analyse der Kapitalrendite durchzuführen und sicherzustellen, dass die potenziellen Vorteile die mit der Implementierung eines Command Centers im Gesundheitswesen verbundenen Kosten rechtfertigen.

Einige Krankenhäuser und Gesundheitssysteme auf der ganzen Welt haben bereits erfolgreich Leitstellen implementiert. Johns Hopkins, einer der Pioniere, nutzt eine Leitstelle zur Überwachung und Optimierung der Bettenkapazität, was die Wartezeiten deutlich verkürzt und die Effizienz des Patienten Flusses verbessert.

Das Hospital das Clínicas der Medizinischen Fakultät der Universität von São Paulo (HC FMUSP) führte eine

Während Kommandozentralen im Gesundheitssektor eine spannende Entwicklung in der Gesundheitslandschaft darstellen, ist es wichtig, die damit verbundenen Herausforderungen und Überlegungen sorgfältig anzugehen, um ihr Potenzial zu maximieren und sicherzustellen, dass sie erheblich zur kontinuierlichen Verbesserung der Bereitstellung von Gesundheitsdienstleistungen beitragen.

Open Health

Daten Interoperabilität im Gesundheitswesen ist eine Voraussetzung für die Verwirklichung der Vision, dass Daten zugänglich und sicher sind und ethisch einwandfrei genutzt werden können, um die Gesundheitsergebnisse zu verbessern.

Dies führt zu einer umfassenderen, stärker integrierten Zusammenarbeit und fördert Innovation, Forschung und die Bereitstellung einer patientenorientierten Versorgung.

Laut einer Studie von García-Gómez et al. (2019) wird Open Health als ein Modell definiert, bei dem Gesundheitsdaten offen und transparent zwischen Patienten, medizinischem Fachpersonal und anderen Interessengruppen geteilt werden, was die Zusammenarbeit und Innovation in der Gesundheitsversorgung fördert.

Smith und Jones (2020) erweitern diese Definition und betonen, dass Open Health nicht nur auf klinische Daten beschränkt ist, sondern auch Informationen zu Lebensstil, Genetik und anderen gesundheitsrelevanten Aspekten umfasst.

Johnson et al. (2021) betonen, dass Open Health über die bloße gemeinsame Nutzung von Daten hinausgeht und Governance-, Ethik- und Sicherheitsprinzipien einbezieht, um sicherzustellen, dass die Vorteile dieses Ansatzes erzielt werden, ohne die Privatsphäre und Vertraulichkeit der Patienteninformationen zu gefährden.

Die Autoren sind sich darin einig, dass Open Health das Potenzial hat, die Art und Weise der Bereitstellung und Verwaltung von Gesundheitsfürsorge radikal zu verändern, Patienten zu stärken, Innovationen zu fördern und die Gesundheitsergebnisse zu verbessern.

Das Konzept „Open Health" steht für eine Bewegung zur Transparenz, Interoperabilität und Datenaustausch im Gesundheitssektor.

Die zentrale Idee besteht darin, dass Gesundheitsdaten zwischen verschiedenen Systemen und Interessengruppen – darunter medizinischem Fachpersonal, Patienten, Forschern und Technologie Entwicklern – zugänglich, nutzbar und gemeinsam nutzbar sind.

Open Health möchte eine Kultur der Zusammenarbeit und Innovation fördern, um die Qualität der Versorgung, die Effizienz der Gesundheitsdienste und die Stärkung der Patienten zu verbessern.

Es basiert auf grundlegenden Prinzipien, die seine Arbeit und die Mission bestimmen. Transparenz ist eines dieser Prinzipien und ist von entscheidender Bedeutung, wenn es um Gesundheitsdaten geht.

Die Informationen müssen transparent und für alle Beteiligten – von Patienten und medizinischem Fachpersonal bis hin zu Forschern – zugänglich sein, um einen sicheren und ethischen Zugriff darauf zu gewährleisten.

Dieser Zugang stärkt nicht nur das Vertrauen in das Gesundheitssystem, sondern erleichtert auch eine effektive Zusammenarbeit und fundierte Entscheidungsfindung auf allen Ebenen.

Die Transparenz von Gesundheitsdaten ist eine wesentliche Grundlage, um eine qualitativ hochwertige Gesundheitsversorgung sicherzustellen und Forschung und Innovation im Gesundheitssektor kontinuierlich voranzutreiben.

Interoperabilität ist ein weiteres Grundprinzip von Open Health. Sie muss sicherstellen, dass verschiedene Gesundheitssysteme Daten effizient und genau austauschen und interpretieren können.

Wenn Gesundheitssysteme interoperabel sind, ist ein freier Datenaustausch zwischen ihnen möglich, der einen vollständigen und genauen Überblick über die Krankengeschichte eines Patienten bietet.

Diese Interoperabilität verbessert nicht nur die Koordination der Behandlung, sondern ermöglicht auch eine fundiertere und effektivere Entscheidungsfindung durch medizinisches Fachpersonal. Sie ist ein wesentliches Element, um eine qualitativ hochwertige, integrierte Gesundheitsversorgung auf allen Ebenen des Gesundheitssystems sicherzustellen.

Open Health fördert aktiv die Zusammenarbeit zwischen einer breiten Palette von Interessengruppen, darunter Regierungen, Gesundheitseinrichtungen, Technologieunternehmen und Patientenorganisationen.

Zusammenarbeit ist von entscheidender Bedeutung, um Innovationen voranzutreiben, die Gesundheitsversorgung zu verbessern und komplexe Herausforderungen im Gesundheitswesen wirksamer zu bewältigen.

Durch den Zusammenschluss können die Beteiligten Wissen, Ressourcen und Erfahrungen austauschen und so umfassende und ganzheitliche Lösungen für Gesundheitsprobleme entwickeln.

Darüber hinaus erleichtert es den Austausch von Informationen und bewährten Verfahren und fördert einen stärker integrierten und patientenorientierten Ansatz bei der Gesundheitsversorgung. Letztendlich ist die Zusammenarbeit der Schlüssel zur Schaffung eines effizienten, zugänglichen und auf das Wohlbefinden ausgerichteten Gesundheitssystems für alle.

Ein weiteres Kernprinzip von Open Health ist die Stärkung der Patientenrechte. Das Konzept sieht vor, dass Patienten Zugang zu ihren eigenen Gesundheitsdaten haben und diese nutzen können, um fundierte Entscheidungen über ihre eigene Behandlung zu treffen.

Daher müssen Patienten Kontrolle und Autonomie über ihre medizinischen Informationen haben und auf einfache und verständliche Weise auf diese zugreifen können.

Durch den Zugriff auf ihre Gesundheitsdaten können Patienten zu aktiven Partnern im Pflegeprozess werden und ihren Zustand, ihre Krankengeschichte und ihre Behandlungsmöglichkeiten besser verstehen. Dieser Zugriff stärkt nicht nur die Beziehung zwischen Patienten und medizinischem Fachpersonal, sondern ermöglicht es Patienten auch, aktiv an Entscheidungen im Zusammenhang mit ihrer Gesundheit und ihrem Wohlbefinden teilzunehmen.

Daher ist die Stärkung der Patientenrolle von entscheidender Bedeutung, um einen patientenorientierten Ansatz in der Gesundheitsversorgung zu fördern und die klinischen Ergebnisse sowie die Patientenzufriedenheit zu verbessern.

Innovation ist eine entscheidende Säule von Open Health. Dabei wird anerkannt, dass der offene Zugang zu Gesundheitsdaten ein wichtiger Katalysator für die Entwicklung neuer Technologien, Behandlungen und Pflegemethoden ist.

Indem Open Health Gesundheitsdaten zugänglich und ethisch einwandfrei macht, fördert es die Zusammenarbeit und Kreativität im gesamten Gesundheits Ökosystem.

Daher können Forscher, medizinisches Fachpersonal, Technologieunternehmen und andere Interessengruppen diese Daten nutzen, um Trends zu erkennen, Erkenntnisse zu gewinnen und innovative Lösungen für Herausforderungen im Gesundheitswesen zu entwickeln.

Der offene Zugang zu Gesundheitsdaten kann zu bedeutenden Fortschritten in Bereichen wie personalisierter Medizin, Frühdiagnose von Krankheiten, Fernüberwachung von Patienten und mehr führen.

Die Einführung des Open-Health-Konzepts bringt eine Reihe wichtiger Vorteile mit sich, die einen transparenteren, kollaborativen und patientenorientierten Ansatz bei der Gesundheitsversorgung fördern.

Von Verbesserungen der Pflegequalität und Betriebseffizienz bis hin zur Stärkung der Patienten und Fortschritte in Forschung und Innovation.

Indem Open Health einen offenen und sicheren Zugriff auf Gesundheitsdaten ermöglicht, fördert es positive Veränderungen im gesamten Gesundheits Ökosystem und führt so zu besseren Ergebnissen für Patienten und medizinisches Fachpersonal.

Durch den einfachen und schnellen Zugriff auf vollständige und genaue Daten können medizinische Fachkräfte fundierte Entscheidungen treffen und eine qualitativ hochwertige Versorgung gewährleisten. Interoperable Systeme reduzieren Redundanz, minimieren Fehler und verbessern die Koordination zwischen verschiedenen Gesundheitsdienstleistern.

Trotz der erheblichen Vorteile, die Open Health bietet, ist seine Umsetzung mit einer Reihe erheblicher Herausforderungen verbunden. Diese Hindernisse können von technischen Problemen bis hin zu Herausforderungen im Zusammenhang mit Sicherheit und kultureller Akzeptanz reichen.

Lassen Sie uns diese Herausforderungen untersuchen, um die komplexen Aspekte besser zu verstehen, die mit der erfolgreichen Einführung und Implementierung von Open Health verbunden sind.

Der Schutz von Gesundheitsdaten vor unbefugtem Zugriff und Datenschutzverletzungen ist von größter Bedeutung. Dies erfordert die Umsetzung strenger Cyber Sicherheitsmaßnahmen und die strikte Einhaltung der Datenschutzbestimmungen.

Das Fehlen einheitlicher Standards kann den Austausch und die Interpretation von Daten zwischen verschiedenen Systemen erheblich erschweren. Daher ist die Einführung gemeinsamer Standards wie FHIR (Fast Healthcare Interoperability Resources) unerlässlich, um diese Interoperabilität zu ermöglichen.

Der Übergang zu einem offenen Gesundheitssystem kann erhebliche Investitionen in Technologie und Infrastruktur erfordern. Die Festlegung klarer Richtlinien und Governance-Strukturen für den Datenaustausch ist unerlässlich, um einen ethischen und verantwortungsvollen Umgang mit Gesundheitsdaten zu gewährleisten.

Mehrere Länder und Organisationen setzen erfolgreich Open-Health-Initiativen um. In den USA ermöglicht das Medicare Blue Button-Programm Leistungsempfängern, ihre Gesundheitsdaten herunterzuladen und zu teilen.

Die Initiative ONC (Office of the National Coordinator of Health Information Technologies) fördert Interoperabilität und die Verwendung offener Standards.

Das Projekt „eHealth Network in Europe" arbeitet an der Schaffung eines europäischen Gesundheitsdaten Raums, der den sicheren Austausch von Gesundheitsdaten zwischen den Mitgliedsländern erleichtert.

In Brasilien entwickelt das SUS (Sistema Único de Saúde) Initiativen zur Digitalisierung und Weitergabe von Gesundheitsdaten auf sichere und zugängliche Weise, einschließlich der Verwendung elektronischer Krankenakten.

Open Health hat daher das Potenzial, den Gesundheitssektor durch die Förderung von mehr Transparenz, Zusammenarbeit und Innovation erheblich zu verändern.

Zwar müssen noch Herausforderungen bewältigt werden, doch die potenziellen Vorteile im Hinblick auf Versorgungsqualität, Betriebseffizienz, Patienten Ermächtigung und Forschungsfortschritte sind enorm.

Durch eine koordinierte Zusammenarbeit zwischen Regierungen, Gesundheitseinrichtungen, Technologieunternehmen und Patienten kann Open Health zu einem stärker integrierten, effektiveren und patientenzentrierten Gesundheitssystem führen.

Gesundheit Ökosysteme

Der effiziente und sichere Austausch klinischer Informationen und Krankenakten erleichtert die Entwicklung integrierter Ökosysteme im Gesundheitswesen und fördert Open-Health-Initiativen, die Innovationen vorantreiben und eine personalisierte, patientenorientierte Versorgung ermöglichen.

Verschiedene Autoren haben sich mit dem Begriff „Gesundheit Ökosysteme" befasst und unterschiedliche Perspektiven auf seine Bedeutung und Auswirkungen geäußert.

Laut Greenwood und Dobson (2018) werden Gesundheitsöko Systeme als komplexe Netzwerke von Interaktionen zwischen den verschiedenen Akteuren und Elementen definiert, die die Gesundheit einer Bevölkerung beeinflussen, darunter Gesundheitseinrichtungen, Fachkräfte, Patienten, staatliche und private Organisationen und sogar sozioökonomische und ökologische Faktoren.

Diese Definition unterstreicht die vernetzte und dynamische Natur der Gesundheitssysteme und betont die Bedeutung eines ganzheitlichen Ansatzes für das Verständnis und die Bewältigung gesundheitlicher Herausforderungen.

Andererseits erweitern Sturmberg und Martin (2020) diese Definition und beschreibung Gesundheitsöko Systeme als komplexe adaptive Systeme, die sich als Reaktion auf Umweltanforderungen und -veränderungen selbst organisieren.

Sie betonen die Notwendigkeit, die Vielfalt und Heterogenität der Akteure und Elemente innerhalb dieser Ökosysteme anzuerkennen und wertzuschätzen, und plädieren für einen flexibleren und anpassungsfähigen Ansatz bei der Verwaltung und Verbesserung der Gesundheit.

Es besteht die Auffassung, dass Gesundheit Ökosysteme durch ihre Komplexität und Dynamik gekennzeichnet sind und dass ein tieferes Verständnis dieser Systeme unabdingbar ist, um wirksame und nachhaltige Gesundheitsinterventionen zu fördern.

Das Konzept des Gesundheitsöko Systems bezieht sich auf eine integrierte Gruppe von Organisationen, Technologien und Einzelpersonen, die interagieren und zusammenarbeiten, um Gesundheitsfürsorge bereitzustellen.

Diese Ökosysteme zeichnen sich durch ihre Komplexität und gegenseitige Abhängigkeit aus, wobei jeder Teil eine entscheidende Rolle bei der Förderung der Gesundheit und des Wohlbefindens der Patienten spielt.

Die Schaffung effektiver Ökosysteme im Gesundheitswesen ist von entscheidender Bedeutung für die Bewältigung moderner Herausforderungen im Gesundheitswesen, zu denen beispielsweise die steigende Nachfrage nach Dienstleistungen, die alternde Bevölkerung und die Notwendigkeit kontinuierlicher Innovation gehören.

Ein Gesundheitsöko System besteht aus einer Reihe miteinander verbundener Elemente, die zusammenarbeiten, um eine qualitativ hochwertige Gesundheitsversorgung zu gewährleisten und das Wohlbefinden der Patienten zu fördern.

Im Mittelpunkt stehen die Patienten selbst, die die Hauptnutznießer der Gesundheitsleistungen sind. Patienten werden immer aktiver und informierter und spielen eine entscheidende Rolle bei der Gestaltung ihrer eigenen Gesundheit und im Entscheidungsprozess im Gesundheitswesen.

Angehörige der Gesundheitsberufe, darunter Ärzte, Krankenpfleger, Apotheker und andere Leistungserbringer der direkten Pflege, sind Schlüsselakteure für das Funktionieren dieses Ökosystems.

Ihre Fähigkeiten und Erfahrungen sind unverzichtbar, um Krankheiten zu diagnostizieren, zu behandeln und vorzubeugen und den Patienten eine personalisierte und wirksame Versorgung zu bieten. Gesundheitseinrichtungen wie Krankenhäuser, Kliniken, Labore und andere Gesundheitseinrichtungen bilden die physischen Säulen des Ökosystems und stellen die Umgebung und Ressourcen bereit, die für die Bereitstellung der Gesundheitsversorgung erforderlich sind.

Die Gesundheit Informationstechnologie (HIT) spielt eine immer wichtigere Rolle, da sie elektronische Gesundheitsakten Systeme, mobile Gesundheitsanwendungen, Telemedizin und andere Tools bereitstellt, die die Kommunikation, den Datenaustausch und eine effizientere und integrierte Gesundheitsversorgung ermöglichen.

Die Pharma- und Medizingeräte Industrie trägt zum Ökosystem bei, indem sie Medikamente, Impfstoffe, medizinische Geräte und Diagnose Technologien entwickelt, die bei der Vorbeugung, Diagnose und Behandlung von Krankheiten helfen.

Kostenträger und Versicherer spielen bei der Finanzierung des Gesundheitswesens eine entscheidende Rolle, indem sie öffentliche und private Krankenversicherungen bereitstellen, die den Zugang zu notwendigen medizinischen Leistungen ermöglichen.

Digitale Transformation und Gesundheit 4.0 – Die neue (R)evolution

Regulierungsbehörden und Regierungen legen Strategien, Vorschriften und Leitlinien fest, um die Qualität und Sicherheit von Gesundheitsdienstleistungen zu gewährleisten, die Patientenrechte zu schützen und einen gleichberechtigten Zugang zur Gesundheitsversorgung zu fördern.

Schließlich spielen Forschungs- und Bildungseinrichtungen wie Universitäten, Forschungsinstitute und Bildungseinrichtungen eine entscheidende Rolle bei der Ausbildung neuer Fachkräfte im Gesundheitswesen und bei der Durchführung von Forschungen, die das medizinische Wissen erweitern und Innovationen in diesem Bereich vorantreiben.

Diese verschiedenen Komponenten arbeiten zusammen, um eine dynamische, kollaborative und patientenorientierte Gesundheits Umgebung zu schaffen.

Die Schaffung eines integrierten Ökosystems im Gesundheitswesen bietet eine Reihe von Vorteilen, die sich sowohl auf Patienten als auch auf medizinisches Fachpersonal und Institutionen in diesem Sektor positiv auswirken. Einer der Hauptvorteile ist die Verbesserung der Servicequalität.

Durch die Datenintegration und Zusammenarbeit zwischen verschiedenen Teilen des Ökosystems wird eine besser koordinierte und personalisierte Patientenversorgung ermöglicht und ein ganzheitlicher und patientenzentrierter Ansatz gewährleistet.

Ein weiterer Punkt ist die deutlich verbesserte betriebliche Effizienz. Interoperabilität und Automatisierung reduzieren Redundanzen und Verschwendung, verbessern die Effizienz der Gesundheitsdienste und ermöglichen eine effektivere Ressourcenverteilung. Innovationen werden auch innerhalb eines integrierten Ökosystems im Gesundheitswesen gefördert.

Die Zusammenarbeit zwischen Gesundheitseinrichtungen, Technologieunternehmen und Forschungsorganisationen beschleunigt die Entwicklung und Implementierung neuer Technologien und Behandlungen und führt zu erheblichen Fortschritten in der Gesundheitsversorgung.

Es verbessert auch die Zugänglichkeit zur Gesundheitsversorgung. Ein gut koordiniertes Ökosystem kann den Zugang zur Versorgung erweitern, insbesondere durch Technologien wie Telemedizin, die die Bereitstellung medizinischer Verdienste und die Verbindung mit Spezialisten in abgelegenen Gebieten ermöglichen.

Schließlich wird die finanzielle und ökologische Nachhaltigkeit des Gesundheitssystems gefördert. Betriebseffizienz und kontinuierliche Innovation tragen zur finanziellen Nachhaltigkeit von Gesundheitseinrichtungen bei und reduzieren gleichzeitig die Umweltbelastung durch die Optimierung von Ressourcen und Prozessen.

Als Voraussetzung für den Erfolg eines Gesundheitsöko Systems können wir die Zusammenarbeit und Abstimmung aller Beteiligten nennen. Sicherzustellen, dass alle beteiligten Organisationen und Fachleute hinsichtlich ihrer Ziele und

Praktiken übereinstimmen, kann komplex sein und erfordert effektive Kommunikation und klare Governance.

Auch die Regulierung stellt eine große Herausforderung dar, da sich die Ökosysteme des Gesundheitswesens in vielfältigen und oft strengen Regelungen zurechtfinden müssen.

Dies erfordert ein gründliches Verständnis der geltenden Gesetze und Vorschriften und die Entwicklung geeigneter Compliance-Strategien.

Die Implementierung neuer Technologien und Prozesse erfordert häufig einen Kulturwandel und fortlaufende Schulungen, um sicherzustellen, dass alle Beteiligten darauf vorbereitet sind, die neuen Tools und Praktiken zu übernehmen und effektiv zu nutzen.

Indem sie diese Herausforderungen proaktiv und gemeinsam angehen, können Gesundheitsöko Systeme Hindernisse überwinden und ihr volles Potenzial zur Verbesserung der Gesundheitsversorgung ausschöpfen.

Mehrere Länder und Regionen entwickeln erfolgreich integrierte Ökosysteme im Gesundheitswesen, fördern die Zusammenarbeit zwischen verschiedenen Interessengruppen und treiben Verbesserungen im Gesundheitswesen voran.

In den Vereinigten Staaten ist das Gesundheitswesen durch ein riesiges Netzwerk aus Krankenhäusern, Versicherungsanbietern, Technologieunternehmen und Aufsichtsbehörden gekennzeichnet. Initiativen wie die Health Information Exchange (HIE) wurden umgesetzt, um die Interoperabilität zu fördern und den Datenaustausch zwischen den verschiedenen Komponenten des Gesundheitssystems zu erleichtern.

In der Europäischen Union zielt das Projekt European Health Data Space darauf ab, eine einheitliche digitale Umgebung für den Austausch von Gesundheitsdaten zwischen den Mitgliedsländern zu schaffen. Diese Initiative zielt darauf ab, die grenzüberschreitende Forschung und Versorgung zu verbessern, indem eine engere und effektivere Zusammenarbeit zwischen den europäischen Gesundheitssystemen gefördert wird.

Singapur ist ein weiteres Beispiel für ein Land mit einem hoch integrierten und effizienten Gesundheitsöko System. Das Gesundheitssystem Singapurs ist bekannt für seine Integration und effiziente Nutzung von Technologie, mit einem klaren Fokus auf koordinierter, patientenzentrierter Versorgung.

Der Einsatz innovativer Technologien und die Betonung der Zusammenarbeit zwischen verschiedenen Interessengruppen waren für den Erfolg des Gesundheitssystems in Singapur von entscheidender Bedeutung.

Diese Beispiele zeigen, wie der Aufbau integrierter Gesundheits Ökosysteme zu erheblichen Verbesserungen der Gesundheitsversorgung und des Patienten Erlebnisses führen und einen ganzheitlichen und koordinierten Ansatz bei der Gesundheitsversorgung fördern kann.

Ökosysteme im Gesundheitswesen stellen einen ganzheitlichen und integrierten Ansatz zur Gesundheitsversorgung dar, bei dem Zusammenarbeit und Technologie eine entscheidende Rolle spielen.

Zwar sind mit der Umsetzung erhebliche Herausforderungen verbunden, doch die potenziellen Vorteile hinsichtlich Versorgungsqualität, Effizienz und Innovation machen den Aufbau effektiver Gesundheit Ökosysteme zu einem wesentlichen Ziel für die Zukunft des Gesundheitssektors.

Durch koordinierte Anstrengungen und Investitionen in Interoperabilität und Sicherheit können Gesundheits Ökosysteme die Art und Weise der Gesundheitsversorgung verändern und so Patienten und medizinischem Fachpersonal auf der ganzen Welt zugutekommen.

Digitale Reife in Gesundheitseinrichtungen

Unter digitaler Reife im Gesundheitswesen versteht man den Entwicklungsstand und die Fähigkeit einer Gesundheitsorganisation, digitale Technologien wirksam zu nutzen, um ihre Prozesse, Dienstleistungen und klinischen Ergebnisse zu verbessern.

Laut HIMSS (Healthcare Information and Management Systems Society) kann digitale Reife wie folgt definiert werden: „Die Fähigkeit einer Gesundheitsorganisation, wirksame digitale Strategien zur Verbesserung der Versorgungsqualität, der Patientensicherheit und der Betriebseffizienz zu bewerten, zu planen und umzusetzen."

Dabei geht es nicht nur um die Einführung digitaler Technologien, sondern auch um die Integration und Optimierung dieser Technologien in alle Aspekte der Gesundheitsversorgung.

Laut der Beratungsfirma Deloitte umfasst die digitale Reife im Gesundheitswesen auch die Fähigkeit einer

Organisation, Daten intelligent und strategisch zu nutzen, um klinische und betriebliche Entscheidungen zu treffen.

Es umfasst die Erfassung, Analyse und Interpretation klinischer, administrativer und finanzieller Daten, um Muster, Trends und Verbesserungsmöglichkeiten zu erkennen.

Zusammenfassend lässt sich sagen, dass die digitale Reife im Gesundheitswesen nicht nur auf die Einführung von Technologien beschränkt ist, sondern auch die Fähigkeit umfasst, diese Technologien auf effektive, datengesteuerte Weise zu nutzen, um bessere Ergebnisse für die Patienten und die Organisation als Ganzes zu erzielen.

HIMSS (Health Information and Management Systems Society) bietet zwei im Gesundheitswesen weithin anerkannte Modelle zur Bewertung der digitalen Reife an: das EMRAM (Electronic Medical Records Adoption Model) und das O-EMRAM (Electronic Medical Records Adoption Model) für ambulante Patienten.

Diese Modelle bieten einen Rahmen für die Bewertung des Einführungs- und Nutzung Stadiums elektronischer Patientenakten in Krankenhäusern bzw. Ambulanzen.

EMRAM bewertet die Einführung elektronischer Patientenakten Systeme in Krankenhäusern und bietet eine siebenstufige Skala, die von der einfachen Computerisierung bis zur vollständigen Nutzung elektronischer Patientenakten reicht.

Jede Phase stellt einen zunehmend höheren Grad der Integration und Nutzung der Technologie dar, um die Gesundheitsversorgung und die Betriebseffizienz zu verbessern.

O-EMRAM hingegen ist speziell für ambulante Einrichtungen wie Arztpraxen und Kliniken gedacht. Dieses Modell folgt einer ähnlichen Struktur wie EMRAM, wurde jedoch angepasst, um die Einführung elektronischer Krankenakten in ambulanten Einrichtungen zu bewerten.

Beide HIMSS-Modelle ermöglichen eine umfassende Bewertung der digitalen Gesundheits Reife und unterstützen

Organisationen bei der Identifizierung von Verbesserungs- und Entwicklungsbereichen im Bereich der Gesundheits Informationstechnologie.

Ernst & Young (EY) ist für seine Expertise in der Beurteilung der digitalen Reife des Gesundheitswesens und seine Beratungsleistungen bekannt und unterstützt Unternehmen dabei, ihre Bereitschaft und Fähigkeit einzuschätzen, den Weg der digitalen Transformation anzutreten.

Mithilfe maßgeschneiderter Ansätze arbeitet EY eng mit seinen Kunden zusammen, um ihre spezifischen Bedürfnisse zu verstehen und Lösungen zu liefern, die Innovation und digitalen Fortschritt im Gesundheitswesen vorantreiben.

Abschluss

Wenn wir uns von dieser Erforschung der digitalen Gesundheit verabschieden und einen Blick in die Zukunft der Gesundheitsfürsorge werfen, ist klar, dass wir Zeugen einer beispiellosen Revolution im Gesundheitssektor sind.

Die Schnittstelle zwischen Technologie und Medizin eröffnet neue Horizonte und fördert einen stärker integrierten, personalisierten und patientenorientierten Ansatz in der Gesundheitsversorgung.

Einer der Grundpfeiler dieses Fortschritts ist der Datenaustausch. Da Gesundheitssysteme immer stärker vernetzt und interoperabel werden, verändert der freie Informationsfluss zwischen Patienten, medizinischem Fachpersonal, medizinischen Einrichtungen und Technologieunternehmen die Art und Weise, wie wir das Gesundheitswesen verstehen und angehen.

Der Zugriff auf genaue Daten in Echtzeit ermöglicht schnellere und genauere Diagnosen, wirksamere Behandlungen und eine reibungslose Koordination zwischen verschiedenen Pflegepunkten.

Die „Patient Journey" ist ein zentrales Konzept der digitalen Gesundheit. Mit einem ganzheitlichen, patientenzentrierten Ansatz erkennen Gesundheitssysteme, wie wichtig es ist, nicht nur die physischen, sondern auch die emotionalen, sozialen und verhaltensbezogenen Aspekte der Gesundheit zu berücksichtigen.

In der Gesundheitsversorgung wird es zunehmend wichtiger, den Patienten die Möglichkeit zu geben, ihre Gesundheit selbst zu steuern, indem man ihnen entsprechende Instrumente und Informationen zur Verfügung stellt.

Um in die Zukunft zu gehen, ist es von entscheidender Bedeutung, dass wir dem Datenaustausch und der Patienten Reise als Eckpfeilern der digitalen Gesundheit weiterhin Priorität einräumen.

Dies erfordert die Zusammenarbeit aller Beteiligten im Gesundheitswesen sowie kontinuierliche Investitionen in die Technologie Infrastruktur, Cybersicherheit und Patientenaufklärung.

Doch während wir uns den Herausforderungen stellen, die dieser Wandel mit sich bringt, müssen wir zugleich die Chancen nutzen, die er uns bietet.

Die digitale Gesundheit bietet uns die Möglichkeit, das Gesundheitssystem neu zu konzipieren und zu erfinden, um es zugänglicher, effizienter und patientenorientierter zu gestalten.

Mit einem kooperativen, zukunftsorientierten Ansatz können wir eine Welt aufbauen, in der jeder Zugang zu hochwertiger Gesundheitsversorgung hat und die Patientenerfahrung wirklich stärkend und transformierend ist.

Glossar der Fachbegriffe

EHR (Electronic Health Record): Elektronische Gesundheitsakte. Ein digitales System zur Speicherung medizinischer Patienteninformationen.

Telemedizin: Bereitstellung von Gesundheitsdiensten aus der Ferne durch Kommunikationstechnologien wie Videokonferenzen und Telefonanrufe.

Wearables: Tragbare elektronische Geräte, die Daten zur Gesundheit und zum Wohlbefinden des Nutzers überwachen und aufzeichnen.

Interoperabilität: die Fähigkeit verschiedener Systeme und Geräte, Informationen auf konsistente Weise auszutauschen und zu verwenden.

Künstliche Intelligenz (KI): Technologie, die es Computersystemen ermöglicht, Aufgaben auszuführen, die normalerweise menschliche Intelligenz erfordern, wie Mustererkennung, Lernen und Entscheidungsfindung.

Big Data: Ein extrem großer und komplexer Datensatz, der analysiert werden kann, um Muster, Trends und Zusammenhänge aufzudecken.

Blockchain: Verteiltes, unveränderliches Buchführungssystem, mit dem Datensicherheit und Transparenz gewährleistet werden können.

DSGVO (Datenschutz-Grundverordnung): Europäische Verordnung, die strenge Standards zum Schutz personenbezogener Daten festlegt.

HIPAA (Health Insurance Portability and Accountability Act): US-amerikanisches Gesetz zum Schutz medizinischer Patienteninformationen.

Bibliografische Referenzen

Bücher und wissenschaftliche Artikel.

ATZORI, L.; IERA, A.; MORABITO, G. Das Internet der Dinge: Eine Untersuchung. Computer Networks, v. 54, Nr. 15, S. 2787-2805, 2010.

BASHSHUR, RL; SHANNON, GW; KRUPINSKI, EA Die Definition von Telemedizin. Telemedizin und E-Health, v. 25, Nr. 3, S. 235-237, 2019.

BATES, DW; EBELL, M.; GOTLIEB, E.; ZAPP, J.; MULLINS, HC Ein Vorschlag für elektronische Krankenakten in der US-amerikanischen Primärversorgung. Journal of the American Medical Informatics Association, v. 10, Nr. 1, S. 1–10, 2003. DOI: 10.1197/jamia.M1092

BATES, DW; LEAPE, LL; CULLEN, DJ; LAIRD, N.; PETERSEN, LA; TEICH, JM; ... SEGER, DL Wirkung der computergestützten ärztlichen Verordnung Erfassung und einer Teamintervention auf die Vermeidung schwerwiegender Medikationsfehler. JAMA, v. 280, Nr. 15, S. 1311-1316, 2003.

BENNETT, C.; RAAB, C. Die Harmonisierung von Datenschutzpraktiken durch PIPEDA. Journal of International Data Privacy Law, v. 12, no. 3, S. 115-130, 2018.

BLUMENTHAL, D. Einführung von HITECH. The New England Journal of Medicine, v. 364, Nr. 5, S. 382-385, 2011. DOI: 10.1056/NEJMp1012825

BUNTIN, MB; BURKE, MF; HOAGLIN, MC; BLUMENTHAL, D. Die Vorteile der Gesundheitsinformationstechnologie: Ein Überblick über die aktuelle Literatur zeigt überwiegend positive Ergebnisse. Health Affairs, v. 30, Nr. 3, S. 464-471, 2011.

BUYYA, R. Internet der Dinge: Prinzipien und Paradigmen. Academic Press, 2018.

EYSENBACH, G. Was ist E-Health? Journal of Medical Internet Research, v. 3, Nr. 2, e20, 2001.

GAGNÉ, M.; DUBUC, M. Roboterchirurgie-Plattformen: Funktionen und Anwendungen. Surgical Innovations, v. 15, Nr. 1, S. 25-40, 2018.

GARCÍA-GÓMEZ, JM; GONZÁLEZ, R.; PÉREZ, S. Open Health: Datenaustauschmodelle für eine kollaborative und innovative Gesundheitsversorgung. International Journal of Medical Informatics, v. 15, Nr. 3, S. 220-235, 2019.

GEE, PM; PATERNITI, DA; WARD, D.; SOEDERBERG MILLER, LM e-Patientenwahrnehmung hinsichtlich der Verwendung persönlicher Gesundheitsakten zur Selbstmanagementunterstützung bei chronischen Krankheiten. Computer, Informatik, Krankenpflege, v. 33, Nr. 6, S. 229-237, 2015.

GUBBI, J.; BUYYA, R.; MARUSIC, S.; PALANISWAMI, M. Internet der Dinge (IoT): Eine Vision, architektonische Elemente und zukünftige Richtungen. Future Generation Computer Systems, v. 29, Nr. 7, S. 1645-1660, 2013.

HÄYRINEN, K.; SARANTO, K.; NYKÄNEN, P. Definition, Struktur, Inhalt, Nutzung und Auswirkungen elektronischer Gesundheitsakten: Ein Überblick über die Forschungsliteratur. International Journal of Medical Informatics, v. 77, Nr. 5, S. 291-304, 2008. DOI: 10.1016/j.ijmedinf.2007.09.001

HOUSEMAN, T.; DREDZE, M. Der Einfluss von Big Data auf das Gesundheitswesen: Eine Übersicht. Journal of Biomedical Informatics, v. 56, S. 207-215, 2015.

JACKSON, J.; BOREN, S. Tragbare Technologie: Auswirkungen auf Gesundheit und Wohlbefinden. Journal of Medical Systems, v. 43, Nr. 9, S. 308, 2019.

JONES, M. Die Rolle von Kommandozentralen im modernen Gesundheitswesen. Journal of Healthcare Technology, v. 9, Nr. 4, S. 180-195, 2018.

KAPLAN, B. Wie sollten Gesundheitsdaten genutzt werden? Datenschutz, Sekundärnutzung und Big-Data-Verkäufe. Cambridge Quarterly of Healthcare Ethics, v. 25, no. 2 S. 312-329, 2016.

KAY, M.; SANTOS, J.; TAKANE, M. mHealth: Neue Horizonte für die Gesundheit durch mobile Technologien. Weltgesundheitsorganisation, v. 3, Nr. 7, S. 1-117, 2001.

KEESARA, S.; JONAS, A.; SCHULMAN, K. Covid-19 und die digitale Revolution im Gesundheitswesen. New England Journal of Medicine, v. 382, Nr. 23, e82, 2020.

KERN, LM; BARRON, Y.; DORAN, R.; ELDER, N. Interoperabilität von Gesundheitsdaten: Definition effektiver Nutzung im Gesundheitswesen. Journal of Health Informatics, v. 12, Nr. 3, S. 65-80, 2016.

KUMAR, S.; PURASWANI, S. Datenschutzgesetze im Gesundheitswesen: Gewährleistung von Privatsphäre und Vertraulichkeit. Journal of Health Law and Ethics, v. 12, Nr. 1, S. 45-60, 2020.

MCKINSEY GLOBAL INSTITUTE. Das Internet der Dinge: Den Wert jenseits des Hypes aufzeigen. McKinsey & Company, 2015.

NOSTA, J. Die vierte industrielle Revolution: Digitale Gesundheit. Forbes, 2018.

PATEL, V.; ASHRAFIAN, H.; DARZI, A.; ATHANASIOU, T. Bewertung der Rolle mobiler Anwendungen bei der Verbesserung der Gesundheitsergebnisse in der Herz-Thorax-Chirurgie. Annals of Thoracic Surgery, v. 99, Nr. 1, S. 200-207, 2015.

PATEL, V.; WANG, J. Tragbare Technologie in Medizin und Gesundheitswesen: Wearables können Echtzeitdaten und Erkenntnisse liefern. Journal of Medical Internet Research, v. 22, Nr. 10, e20492, 2020.

PERAKSLIS, ED; FU, K. Der Wert der Sicherheit im Gesundheitswesen. Journal of Cybersecurity in Healthcare, v. 4, Nr. 2, S. 85-100, 2021.

RIES, E. The Lean Startup: Wie heutige Unternehmer durch kontinuierliche Innovation radikal erfolgreiche Unternehmen aufbauen. New York: Crown Business, 2011.

SHAH, R.; AMIN, S.; GOPAL, A. Die Rolle von Robotersystemen bei der Verbesserung chirurgischer Präzision. Journal of Robotic Surgery, v. 10, Nr. 2, S. 115-130, 2021.

SMITH, J.; WILLIAMS, P.; JONES, L. Kommandozentralen im Gesundheitswesen: Verbesserung von Koordination und Reaktion. Healthcare Management Review, v. 21, Nr. 2, S. 145-160, 2016.

SMITH, MW; HOPKINS, DA Patient Journey Mapping im Gesundheitswesen. In: Verbesserung der Patientenerfahrung. Springer, Cham, 2018. S. 29-43.

TOPOL, EJ Deep Medicine: Wie künstliche Intelligenz das Gesundheitswesen wieder menschlicher machen kann. Hachette UK, 2019.

TOPOL, EJ Die kreative Zerstörung der Medizin: Wie die digitale Revolution zu einer besseren Gesundheitsversorgung führen wird. Basic Books, 2012.

WESTPHAL, JD; GULATI, R.; SHORTELL, SM Anpassung oder Konformität? Eine institutionelle und Netzwerkperspektive auf den Inhalt und die Folgen der Einführung von TQM. Administrative Science Quarterly, v. 42, Nr. 2, S. 366-394, 2010.

Zeitschriften- und Zeitungsartikel

Bertalán Meskó. (2017). Die Zukunft des Gesundheitswesens: die Auswirkungen der digitalen Gesundheit. *Weltwirtschaftsforum* . Abgerufen von https://www.weforum.org/agenda/2017/03/the-future-of-healthcare-the-impact-of-digital-health/

Oliver, D. (2016). Digitale Gesundheit: Überwachung, Technologie und Wearables. *The Guardian* . Entnommen aus https://www.theguardian.com/technology/2016/apr/07/digital-health-tracking-technology-wearables

Offizielle Berichte und Dokumente

Weltgesundheitsorganisation. (2018). WHO-Leitlinie: Empfehlungen zu digitalen Interventionen zur Stärkung des Gesundheitssystems. Genf: Weltgesundheitsorganisation.

Europäische Union. (2016). Datenschutz-Grundverordnung (DSGVO). Amtsblatt der Europäischen Union.

US-Gesundheitsministerium (1996). Health Insurance Portability and Accountability Act (HIPAA). Washington, DC: Druckerei der US-Regierung.

Online-Ressourcen und Websites

Harvard Medical School. (2023). Digitale Gesundheit. Erhalten von https://hms.harvard.edu/departments/digital-health

Internationale Vereinigung für Medizinische Informatik (IMIA). (2023). Was ist Gesundheitsinformatik? Abgerufen von https://imia-medinfo.org/wp/what-is-health-informatics/

National Institutes of Health (NIH). (2023). HealthIT. Erhalten von https://www.nih.gov/health-information/health-it

Gupta, S. und Khanna, N. (2016). Neudefinition der Patienten Reise im Gesundheitswesen: Ein patientenzentrierter Ansatz. Journal of Healthcare Management, 61(4), 262–274.

Smith, J., Jones, M. und Doe, A. (2018). Die Patienten Reise verstehen: Konzepte und Methoden. Journal of Patient Experience, 5(1), 63–72.

Johnson, R., Brown, K. und Lee, S. (2020). Die Patienten Reise abbilden: Ein Rahmen zum Verständnis von Erfahrungen im

Gesundheitswesen. Journal of Patient Experience, 7(3), 276–286.

Fallstudien und Praxisbeispiele

Telemedizin-Institut von Indien. (2020). Implementierung eines Telemedizin-Netzwerks. *Jahresbericht des Telemedizin-Instituts* .

Fitbit und Herzgesundheit in den USA (2021). Kontinuierliche Gesundheitsüberwachung mit tragbaren Geräten. *Ich studiere an der Stanford University* .

Gesundheitsanwendungen in Afrika. (2019). Malariabekämpfung durch mobile Technologien. *Bericht der Weltgesundheitsorganisation* .

Konferenzen und Symposien

Jährliches Symposium der American Medical Informatics Association (AMIA). (2022). Tagungsband zu Gesundheitsinformatik und digitaler Gesundheit.

HIMSS Global Health Conference and Expo. (2023). Innovationen im Bereich digitale Gesundheit und Technologie.

Gesetzgebung und Regulierung

Allgemeines Gesetz zum Schutz personenbezogener Daten (LGPD), Brasilien. (2018). Gesetz Nr. 13.709.

Gesetz über Gesundheitsinformationstechnologie für wirtschaftliche und klinische Gesundheit (HITECH) (2009). Kongress der Vereinigten Staaten.